第2版

最新歯科技工士教本

矯正歯科技工学

全国歯科技工士教育協議会　編集

Dental Technology for
Orthodontic Appliance

Dental Technology

医歯薬出版株式会社

This book is originally published in Japanese
under the title of :

SAISHIN-SHIKAGIKOSHI-KYOHON KYOSEI-SHIKA-GIKOGAKU
(The Newest Series of Textbooks for Dental Technologist-Dental Technology for Orthodontic Appliances)

Edited by Japan Society for Education of Dental Technology
© 2017 1st ed.
© 2024 2nd ed.

ISHIYAKU PUBLISHERS, INC
7-10, Honkomagome 1 chome, Bunkyo-ku,
Tokyo 113-8612, Japan

発刊の序

　わが国の超高齢社会において，平均寿命の延伸に伴って健康寿命をいかに長くすることができるかが，歯科医療に課せられた大きなミッションです．一方，疾病構造の変化，患者からのニーズの高まり，歯科医療器材の開発などが急速に進展してきたなかで，歯科医療関係者はこれらの変化に適切に対応し，国民にとって安全，安心，信頼される歯科医療を提供していかなければなりません．このような社会的背景に応えるべく，優秀な歯科技工士の養成が求められています．歯科技工士教育は，歯科技工士学校養成所指定規則に基づき，各養成機関が独自性，特色を発揮して教育カリキュラムを構築していかなければなりません．長年の懸案事項であった歯科技工士国家試験の全国統一化が平成28年2月の試験から実施されました．国家試験が全国統一されたことで試験の実施時期，内容などが極めて公平，公正な試験となり，歯科技工士教育の「スタンダード化」ができたことは，今後の歯科技工士教育の向上のためにも大きな意味があると考えられます．

　全国歯科技工士教育協議会は，平成26年11月に，歯科技工士教育モデル・コア・カリキュラムを作成しました．これは歯科技工士が歯科医療技術者として専門的知識，技術および態度をもってチーム医療に貢献できるよう，医療人としての豊かな人間形成とともに，これまでの伝統的な歯科技工技術を活かしながらも，新しく開発された材料，機器を有効に活用した歯科技工学を修得できるよう，すべての歯科技工士学校養成所の学生が身につけておくべき必須の実践能力の到達目標を定めたものです．また，全国統一化された国家試験の実施に伴って，平成24年に発刊された国家試験出題基準も近々に見直されることでしょう．さらに，これまで歯科技工士教育は「歯科技工士学校養成所指定規則第2条」によって修業年限2年以上，総時間数2,200時間以上と定められていますが，実状は2,500時間程度の教育が実施されています．近年，歯科医療の発展に伴って歯科技工技術の革新，新しい材料の開発などが急速に行われ，さらに医療関係職種との連携を可能とした専門領域での技術習得を十分に培った資質の高い歯科技工士を適正に養成していくためには，教育内容の大綱化・単位制を実施しなければなりません．

　歯科技工士教本は，これまで多くの先人のご尽力により，常に時代のニーズに即した教育内容を反映し，歯科技工士教育のバイブル的存在として活用されてまいりました．教本は，国家試験出題基準や歯科技工士教育モデル・コア・カリキュラムを包含し，さらに歯科技工士教育に必要と思われる内容についても掲載することによって，歯科技工士学校養成所の特色が発揮できるように構成されていますが，今回，国家試験の全国統一化や教育内容の大綱化・単位制への移行を強く意識し，改訂に努めました．特に大綱化を意識して教本の名称を一部変更しています．たとえば『歯の解剖学』を『口腔・顎顔面解剖学』，

『歯科技工学概論』と『歯科技工士関係法規』を合本して『歯科技工管理学』と変更したように内容に準じて幅広い意味合いをもつタイトルとしていますが，国家試験出題基準などに影響はありません．また，各章の「到達目標」には歯科技工士教育モデル・コア・カリキュラムに記載しております「到達目標」をあてはめています．

　今回の改訂にあたっては，編集委員および執筆者の先生方に，ご多忙のなか積極的にご協力いただきましたことに改めて感謝申し上げます．編集にあたりましては十分配慮したところですが，不備，不足もあろうかと思います．ご使用にあたりましてお気づきの点がございましたらご指摘いただき，皆様方の熱意によりましてさらに充実した教本になることを願っています．

　本最新歯科技工士教本が，本教本をご使用になり学習される学生の方々にとって，歯科技工学の修得のためのみならず，学習意欲の向上に資することができれば幸甚です．

　最新歯科技工士教本の製作にあたりましては，全国歯科技工士教育協議会の前会長である末瀬一彦先生が，編集委員長として企画段階から歯科技工士教育の向上のために，情熱をもって編集，執筆を行っていただきました．末瀬先生の多大なるご尽力に心より感謝申し上げます．

2017 年 1 月
全国歯科技工士教育協議会
会長　尾﨑順男

第2版の序

　前版「新歯科技工士教本」は2006年に刊行され，その後，版が重ねられ2017年にも改訂を行い「最新歯科技工士教本『矯正歯科技工学』」となり，数多くの歯科技工学生が矯正歯科技工を学ぶための指標としての役割を担わせていただいた．第2版となる本教本では，「2023年版（令和5年版）歯科技工士国家試験出題基準」を反映しつつ，さらに現在に即した教育内容の充実を図ることとなった．

　そこでこのたび，「最新歯科技工士教本『矯正歯科技工学 第2版』」の発刊に際し，関係者各位のご厚意により，日本歯科大学東京短期大学歯科技工学科の宇都宮宏充ならびに横山和良の両氏とともに，再度の執筆を担当させていただいた．

　近年の矯正歯科臨床はほかの歯科分野と同様，CAD/CAMシステム導入や治療法および材料などにおいて長足の進歩を遂げている．しかしながら教育の場においては，基礎的な事柄の重要性においては変わりがなく，これは論を待つまでもない．

　「最新歯科技工士教本『矯正歯科技工学 第2版』」でも，基本的には前版を踏襲しながら，歯科技工士学校養成所指定規則の30時間で矯正歯科技工の基礎を学習できる内容とし，線屈曲や自在ろう付けの基本手技や矯正装置製作の解説に図を多く用い，できるかぎり本書のみの参照で装置の製作が行えるように配慮している．

　第2版では，近年の矯正歯科装置の使用用途の変化を踏まえた構成の見直しも行った．これまで静的な矯正装置としていたマウスピース型カスタムメイド矯正装置（いわゆるアライナー）などは歯を移動することに積極的に使用されることが多くなり動的矯正装置の項目に移動を行った．

　これらの改訂によって，初学者にとっては取り掛かりとして理解しやすく，教育担当の先生がたには利用のしやすさを心がけたものの，記述が不十分な箇所が多々あるかと存じる．なにとぞ講義においての補足をお願いするとともに，今後の改訂などにおいて対応させていただきたい．

　最後に，本教本の執筆の機会を与えてくださった全国歯科技工士教育協議会に深厚なる謝意を表します．

2024年2月

後藤尚昭

序

2006年に刊行し，その後，版が重ねられてきた前版「新歯科技工士教本」では，これまで数多くの歯科技工学生が矯正歯科技工を学ぶための指標としての役割を担わせていただいた．しかし，発刊後10年を経過したここで，現在に即した教育内容の充実が必要となった．

そこでこのたび，「最新歯科技工士教本『矯正歯科技工学』」の発刊に際し，関係者各位のご厚意により，日本歯科大学東京短期大学歯科技工学科の宇都宮宏充ならびに横山和良の両氏とともに，再度の執筆を担当させていただいた．

近年の矯正歯科臨床はほかの歯科分野と同様，治療法および材料などにおいて長足の進歩を遂げている．しかしながら教育の場においては，基礎的な事柄の重要性においては変わりがなく，これは論を待つまでもない．

このたびの「最新歯科技工士教本」では，基本的には前版を踏襲しながら，歯科技工士学校養成所指定規則の30時間で矯正歯科技工の基礎を学習できる内容とし，線屈曲や自在鑞付けの基本手技や矯正装置製作の解説に図を多く用い，できるかぎり本書のみの参照で装置の製作が行えるように配慮した．

本書で見直しを行ったものは主に全体的な構成で，可撤式矯正装置であるマウスピース型カスタムメイド矯正歯科装置（いわゆるアライナー）およびマルチブラケットによる歯列内側機械的矯正装置（いわゆる舌側矯正装置）の追加を行った．

これらの改訂によって，初学者にとっては取り掛かりとして理解しやすく，教育担当の先生がたには利用のしやすさを心がけたものの，記述が不十分な箇所が多々あるかと存じる．なにとぞ講義においての補足をお願いするとともに，今後の改訂などにおいて対応させていただきたい．

最後に，本教本の執筆の機会を与えてくださった全国歯科技工士教育協議会に深厚なる謝意を表します．

2017年1月

後藤尚昭

CONTENTS

CONTENTS

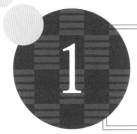

1 矯正歯科治療とは

到達目標

① 矯正歯科治療の意義と目的を説明できる.

　矯正歯科治療は，不正咬合（咬合異常，歯ならびの異常）をその形態や機能について改善するための治療や予防および育成を行うことで，歯科のなかでは比較的新しい治療分野であると思われがちである．しかし，その歴史は意外に古く，紀元前にまで遡ることができ，18 世紀後半になって系統的なテキストが執筆されたことによって，近代矯正歯科学の体系が整い，数々の進歩の末，現在に至っている．

　一口に不正咬合といっても，さまざまなタイプがある．なじみのある例としては，いわゆる八重歯（上顎犬歯低位唇側転位），受け口（反対咬合，下顎前突），出っ歯（上顎前突），乱杭歯（叢生），すきっぱ（空隙歯列弓）などが挙げられる．これらの不正咬合によって生じる不利益（障害）としては，咀嚼機能や口腔内の清掃性の低下はもとより，口元の美しさ（審美性）や心理面などの QOL（Quality of Life：生活の質，人生の質，『歯科技工管理学』参照）*への悪影響も無視できない．

　不正咬合は，歯だけではなく，それを支持する歯槽骨や顎骨を含む口腔顎顔面領域に，なんらかの原因があるために発生することが多い．そこで矯正歯科治療では，歯の移動だけではなく，顎骨や口腔周囲筋などに対するさまざまな対処や治療が必要とされ，これに伴い，多種多様な治療のための装置が考案されている．

　これら治療のための装置は矯正装置とよばれ，その製作には，高度な知識と技工作業を必要とするものも多々あり，矯正歯科技工は，現在の歯科技工の確固とした一分野を占めている．

1 不正咬合（咬合異常）による障害

　矯正歯科技工を理解するためには，まず不正咬合（咬合異常）によって引き起こされる障害を知る必要がある．これらを大別すると，**生理的障害**（機能的障害）と**心理**

---

*生活を物質的な面から量的にのみ評価するのではなく，精神的な豊かさや満足度も含めて，質的にとらえる考え方．医療や福祉の分野で重要視されている．

的障害に分けられる.

1) 生理的障害（機能的障害）

（1）咀嚼機能の低下

食べ物をよくかめないことである．特に前歯部の開咬（図3-19参照）では，食物を咬断（かみ切ること）しづらくなり，過蓋咬合（図3-20，21参照）では，咀嚼時に口蓋を下顎前歯や食塊で傷つけやすい．

（2）齲蝕の発生原因

叢生の著しい歯列では，自浄性が悪いことに加えて歯ブラシが細部まで行き届かないためにデンタルプラーク（歯垢）が溜まりやすく，齲蝕に罹患しやすい．

（3）歯周疾患の誘因

齲蝕の発生原因と同様，デンタルプラーク（歯垢）が除去されずに放置されると，歯肉炎を初期段階とする歯周疾患の原因となる．

（4）発音障害

上顎前突，反対咬合，開咬などの場合，正しく発音できないことが多い．

（5）骨の発育障害

発育期の不正咬合（交叉咬合，前歯部反対咬合など）による咬合干渉を放置すると，骨の発育バランスなどが乱れ，顔面非対称症などの顎変形症の誘因となる．

2) 心理的障害（QOLに対する障害）

不正咬合の著しいものは，歯ならびだけではなく顔貌をも悪くする．なかでも上顎前突，下顎前突，上下顎前突，開咬などは大きく側貌（横顔）に影響し，交叉咬合や顎変形症である顔面非対称症などは正貌の対称性を悪くする．この場合，歯ならびや顔つきに対する劣等感から内向的になり，社交性が低下していることが多々ある．

2 矯正歯科技工学の意義と目的

到達目標

① 矯正歯科治療における矯正歯科技工の目的を説明できる.

　近年，矯正歯科治療の進歩*および普及により，従来の若年者のみならず成人の矯正治療患者が増加している．さらには科名標榜**の許可や認定医制度の施行などに伴い，矯正歯科の専門化が進む傾向にある．これらの要因から，矯正歯科診療所内における矯正歯科技工作業にも，量的な増加傾向が認められる．診療の場においては，常に矯正治療の質や効率の向上が求められていることもあり，今後はさらなる診療の効率化に向けて，診療現場からの矯正歯科技工の分業化の推進などが必要となる．

　また，一般歯科医師による補綴の前処置，歯周疾患治療，あるいは小児に対する咬合誘導治療などに必要とされる限局矯正（MTM：Minor tooth movement）も一般化している．

　以上の傾向から，矯正歯科技工の重要性がますます高まっている．

　しかしながら，不適切な知識のもとに製作された矯正装置は，歯や顎骨に加える矯正力の強さ，方向，反作用，安定性などに加え，装置の調節性，耐久性や装着感などのいずれかで問題が生じ，矯正治療の遅延や失敗の原因となりやすい．したがって，今後，歯科技工士を志す者は，ほかの歯科技工分野と同様に，矯正歯科技工学を十分に理解し，習熟する必要がある．

---

*矯正学の発達による適応年齢の拡大に加え，セラミックスやコンポジット材料を用いたあまり目立たないブラケットの開発や透明素材による可撤式矯正装置（図9-88）の開発，および舌側のマルチブラケット矯正装置（図9-81，82）の普及により，矯正装置の見た目をあまり気にする必要がなくなった．
**病院や診療所が外部に広告できる診療科名のことで，矯正歯科は歯科，小児歯科，歯科口腔外科とともに，診療科名を表示することが許可されている．

3 正常咬合と不正咬合（咬合異常）

1 正常咬合

1) 正常な歯列と咬合の共通した性質

　　　　正常な歯列と咬合が成立し，それが維持されるためには，基本的に以下のような共通した要素が必要である（図3-1）.

（1）歯の大きさと形態の調和

　歯の大きさと形態の不調和は，上下顎間においては**水平被蓋**（horizontal overlap，**オーバージェット**），**垂直被蓋**（vertical overlap，**オーバーバイト**，p.6参照）への影響や歯列上の空隙の原因となり，左右間では正中線の偏位の原因となる.

（2）正常な咬頭嵌合と隣接歯との接触関係

　1歯対2歯の正しい咬頭嵌合で，隣接歯との接触関係が適切で歯列に連続性がある.

（3）顎骨の正常な形態と発育

　上下顎の正常な位置関係や形態が損なわれると，**不正咬合**を引き起こす.

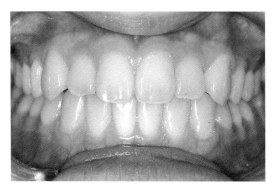

図 3-1　正常咬合

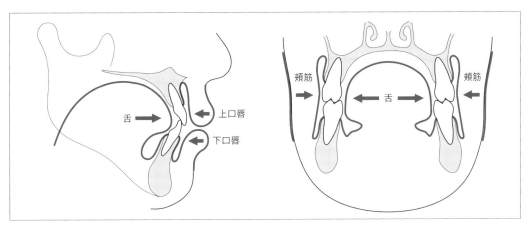

図 3-2　歯列の維持安定における口腔周囲筋のバランス
歯列の内から働く舌圧と，口唇，頬など外から働く筋の機能圧とのバランスが保たれていることが咬合の保全に役立っている．

（4）健康な歯周組織

　歯周疾患による歯の支持組織（歯肉，歯槽骨，歯根膜など）の破壊は，正常咬合の維持に障害となる．

（5）顎関節の正常な形態と機能

　下顎頭の偏位や変形，関節円板の転位による下顎位の偏位は，正常咬合の維持に対して問題となる．

（6）筋の正常な発達と機能

　筋の正常な発達と機能は，正常咬合の成立に不可欠なものである．特に口腔周囲筋のバランスは，歯列の維持安定にとって重要な概念といえる（図 3-2）．

2）正常咬合の種類
（1）仮想正常咬合

　歯が最大に機能するために理想的と考えられる正常咬合．

（2）典型正常咬合

　人種または民族内で共通した特徴をもつ正常咬合．

（3）個性正常咬合

　個人ごとに異なる口腔条件により成り立つ正常咬合．
　人それぞれに口腔を形づくる素材の条件（歯の形態・大きさ・植立状態や上下顎骨の大きさなど）は異なる．これらの個体間の差を認めたうえで成り立つ各個人にとっ

ての最良の咬合状態であり，矯正歯科治療の治療目標でもある．

（4）機能正常咬合

解剖学的に正常ではなくとも，咀嚼などの機能に異常のない正常咬合．

（5）暦齢正常咬合

乳歯列から永久歯列の完成に至るまでの各年齢（歯齢）で正常と考えられる咬合．

乳歯列や混合歯列では，霊長空隙や発育空隙といった空隙が生理的に発現するが，後の咬合形成に重要な役割をもつため，正常と考えられる．

2　不正咬合（咬合異常）

咬合の異常状態を整理すると，以下のように分類される．

1）個々の歯の位置の異常

（1）転位

歯列弓を構成する最小単位は個々の歯であり，それらは歯列不正においてさまざまな位置異常を呈する．たとえば，歯が正しい位置から外れていることを転位といい，転位した方向によって以下のように分類される．

水平被蓋（オーバージェット），垂直被蓋（オーバーバイト）

正常な咬合における上下顎中切歯は，咬頭嵌合位において垂直および水平的な正常被蓋関係を示す．

①水平被蓋（オーバージェット）

上下顎中切歯それぞれの切縁間の水平的な距離で，**水平的な被蓋**を距離で表す．

正常値は 2〜3 mm で，上顎中切歯の切縁が下顎中切歯の切縁より後方の場合は，マイナスの値をとる．

②垂直被蓋（オーバーバイト）

上下顎中切歯それぞれの切縁間の垂直的な距離で，**垂直的な被蓋**を距離で表す．

正常値は 2〜3 mm で，上顎中切歯の切縁が下顎中切歯の切縁より上方の場合は，マイナスの値をとる．

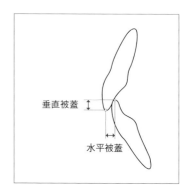

Column

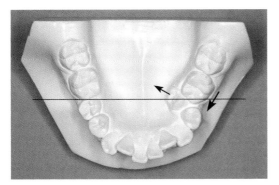

図 3-3　近心転位
歯の交換期に下顎左側第二乳臼歯が早期喪失したために，同側の第一大臼歯が近心転位した状態．その結果，第二小臼歯は萌出余地が不足し，舌側に転位している．

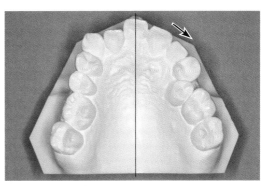

図 3-4　遠心転位
上顎左側犬歯の欠如および第二小臼歯の舌側転位により，左側の中・側切歯が遠心転位した状態．その結果，歯列の正中が左側に大きくずれている．

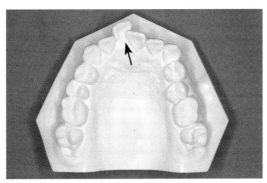

図 3-5　唇側転位

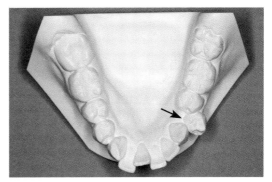

図 3-6　頰側転位

a. 近心転位
　歯列弓内で，歯が近心（正中線方向）に位置を変えている状態（図 3-3）.

b. 遠心転位
　歯列弓内で，歯が遠心（正中線から離れる方向）に位置を変えている状態（図 3-4）.

c. 唇側転位
　前歯が正常な位置より唇側（歯列弓の前方）に位置を変えている状態（図 3-5）.

d. 頰側転位
　臼歯が正常な位置より頰側（歯列弓の外側）に位置を変えている状態（図 3-6）.

e. 舌側転位
　歯が正常な位置より舌側（歯列弓の内側）に位置を変えている状態（図 3-7）.

（2）捻転
　歯が長軸を中心に回転している状態（図 3-8）.

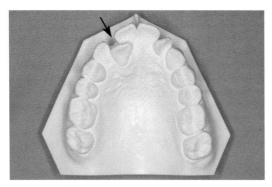

図 3-7　舌側転位

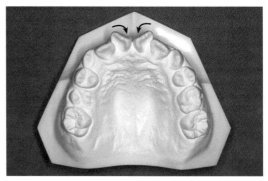

図 3-8　捻転
中切歯が相互に逆方向に捻転している状態を**翼状捻転**という.

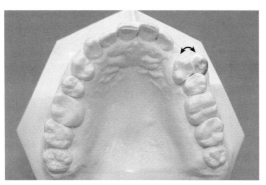

図 3-9　移転
左側の上顎犬歯が第一小臼歯と第二小臼歯間に移転している.

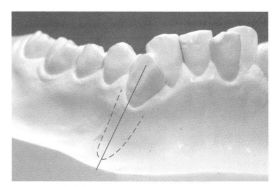

図 3-10　傾斜

（3）移転

歯の位置が入れ替わっている状態（図 3-9）.

（4）傾斜

歯の長軸が異常に傾斜した状態（図 3-10）. 傾く方向によって転位の場合と同じく, 近心, 遠心, 唇側, 頬側, 舌側への傾斜に分けられる.

（5）高位

歯の切縁や咬頭頂が咬合線を越えている状態（図 3-11）.

（6）低位

歯の切縁や咬頭頂が咬合線に達していない状態（図 3-12）.

以上の個々の歯の位置異常は, 単独のみならず複合して現れることもある. たとえ

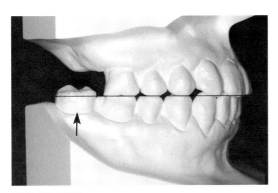

図 3-11　高位

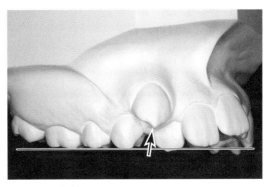

図 3-12　**低位**
上顎犬歯が萌出余地の不足により唇側に転位しており，咬合線に達していない萌出状態でもあるため，低位の状態を呈する．これはいわゆる**八重歯**であり，専門的には上顎犬歯低位唇側転位という．

ば，**八重歯**は上顎の犬歯が歯列の唇側かつ上方にあることから，上顎犬歯の低位唇側転位という（図 3-12）．また，数歯が交互に転位や捻転しているような場合，個々の歯の位置異常を一括して**叢生**とよぶ．

2）歯列弓の形態の異常

　歯列弓の形態は，顎骨の形態，口腔周囲筋の機能圧，舌の力や習癖などに影響されて形づくられる．以下，歯列弓の形態の異常の分類について説明する．

（1）狭窄歯列弓

　臼歯（側方歯）の舌側転位や歯槽骨の**狭窄**により，歯列弓の臼歯間幅径が小さいもの（図 3-13）．

（2）V字形歯列弓

　犬歯間幅径の**狭窄**に加え，中切歯の**唇側傾斜**によりV字形をした歯列弓（図 3-14）．

（3）鞍状歯列弓

　下顎にみられる鞍状形態の歯列弓で，小臼歯の萌出余地の不足に加え，第二小臼歯の萌出順序が最後であった場合に，それが歯列弓から舌側にはみ出して萌出しやすい．この結果，第二小臼歯部がくびれた歯列弓となる（図 3-15）．

（4）空隙歯列弓

　歯と歯の間（歯間）に空隙がある歯列弓で，歯の大きさが顎骨の大きさに対して不足している場合や，**口腔習癖**などにより前歯が著しく突出したような場合に生じる（図 3-16, 17）．

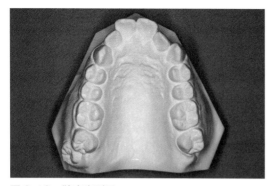

図 3-13　狭窄歯列弓

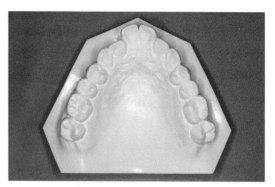

図 3-14　V字形歯列弓

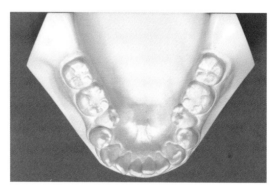

図 3-15　鞍状歯列弓

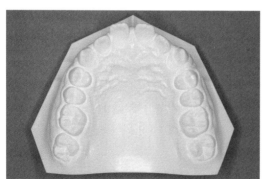

図 3-16，17　空隙歯列弓

3）上下の歯列弓の対向関係の異常

（1）近遠心（前後）関係の異常

　　歯列を側方（矢状面）から観察することで判断を行う.

a. 上顎歯列弓の近遠心的位置が正常な場合

a）下顎近心咬合

下顎歯列弓が前方位をとる．通常，オトガイ部が突出した下顎前突（反対咬合）として観察される．

b）下顎遠心咬合

下顎歯列弓が後方位をとる．通常，オトガイ部が後退した上顎前突として観察される．

b. 下顎歯列弓の近遠心的位置が正常な場合

a）上顎近心咬合

上顎歯列弓が前方位をとる．通常，中顔面部が突出した上顎前突として観察される．

b）上顎遠心咬合

上顎歯列弓が後方位をとる．通常，中顔面部が陥凹した下顎前突（反対咬合）として観察される．

（2）水平（左右）関係の異常

歯列を正面（前頭面）から観察することで判断を行う．

a. 交叉咬合

正常咬合における臼歯部の被蓋は，咬頭嵌合位において上顎臼歯部が下顎臼歯部を被蓋している（正常被蓋）．この被蓋関係が逆転した状態（逆被蓋）を交叉咬合という．

a）片側性交叉咬合

左右いずれかの片側に交叉咬合が認められるもの．原因として歯の位置異常のほかに，咬頭干渉などによる下顎位の偏位，上下顎骨の変形による非対称などがある（図3-18）．

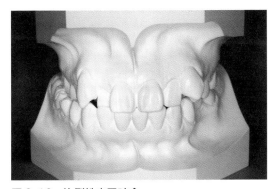

図3-18 片側性交叉咬合
右側臼歯部に交叉咬合が認められる．

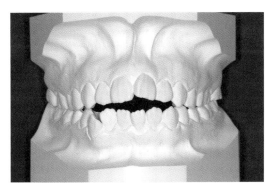

図3-19 開咬
前歯部の開咬．

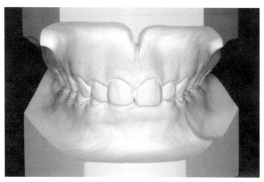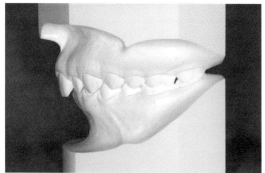

図 3-20，21　過蓋咬合

b）両側性交叉咬合

　　左右側ともに臼歯部が逆被蓋になっているもの.

（3）垂直（上下）関係の異常

a. 開咬

　　咬頭嵌合位において，咬合が離開している状態. 前歯部に生じることが多く，この場合，垂直被蓋（オーバーバイト）がマイナスの値をとる（図3-19）. 臼歯部でも認められることがある.

b. 過蓋咬合

　　咬頭嵌合位において，前歯の垂直的被蓋が深い状態. 垂直被蓋（オーバーバイト）の値が正常被蓋のものより大きい（図3-20，21）.

　　また，咬頭嵌合位で上下前歯が切縁どうしで咬合している状態，すなわち水平被蓋（オーバージェット）および垂直被蓋（オーバーバイト）がそれぞれ±0 mm のものを**切端咬合**とよぶ. これは水平関係と垂直関係の異常が混在した状態である.

4）アングル（Angle）の不正咬合の分類

　　アングル（Angle）の不正咬合の分類は，Angle が1899年に発表した分類法で，不正咬合を上下顎歯列弓の近遠心的な咬合関係で分類したものであり，現在最も一般的に用いられている.

　　具体的には，上顎第一大臼歯の位置を基準として，下顎第一大臼歯との近遠心的咬合関係を頬側面から観察し，上顎第一大臼歯の近心頬側咬頭の三角隆線が下顎第一大臼歯の頬面溝に接している状態を標準（正常）とし，3つのクラスに分類した.

（1）アングルⅠ級（Angle ClassⅠ）不正咬合

　　上下顎歯列弓の近遠心関係が標準（正常）であるもの. しかしながら，ほかに異常が認められる不正咬合で，**叢生**，**開咬**，**上下顎前突**などを呈することが多い（図3-22）.

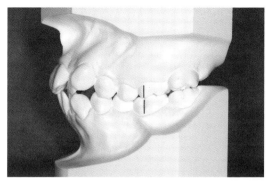
図 3-22　アングルⅠ級不正咬合

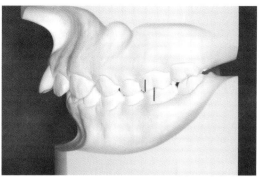
図 3-23　アングルⅡ級1類不正咬合

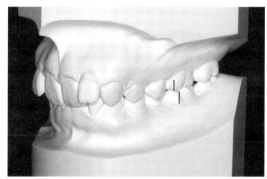
図 3-24　アングルⅡ級2類不正咬合

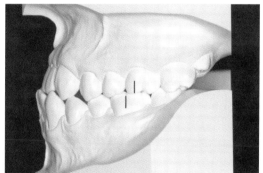
図 3-25　アングルⅢ級不正咬合

（2）アングルⅡ級（Angle ClassⅡ）不正咬合

　下顎歯列弓が上顎歯列弓に対して標準（正常）より遠心で咬合するもの．このクラスのみ，さらに2つの類型に分類される．

a. アングルⅡ級1類（Angle ClassⅡ division 1）不正咬合（図 3-23）

　両側性の**下顎遠心咬合**で，上顎の前歯が前突しているもの．通常は**口呼吸**を伴う．

b. アングルⅡ級2類（Angle ClassⅡ division 2）不正咬合（図 3-24）

　両側性の**下顎遠心咬合**で，上顎の前歯が後退しているもの．正常な**鼻呼吸**を営むもの．

（3）アングルⅢ級（Angle ClassⅢ）不正咬合（図 3-25）

　下顎歯列弓が上顎歯列弓に対して標準（正常）より近心で咬合するもの．

4 矯正歯科治療の進め方

到達目標

① 矯正歯科治療における症例分析法を説明できる.

　本教本の主題である矯正歯科技工を理解し, 各論で説明しているさまざまな矯正装置を正しく製作するためには, 実際の矯正歯科治療がどのように進められているか, また, その治療経過のなかで, 矯正歯科技工がどのように関わるかについて, 十分に理解することが必要である.

1 矯正歯科治療の流れと歯科技工の関わり

　矯正歯科治療の流れと歯科技工の関わりをフローチャートで示す (図 4-1).

　チャートの左側は歯科診療所, 右側は歯科技工所での作業の流れを表し, 矢印はそれらの関わりを示したものである.

2 症例分析

　不正咬合 (咬合異常) の成因には, さまざまな要素が複合されていることが多い. 先述の「正常な歯列と咬合の共通した性質」(p.4 参照) が, 単独あるいは複合して障害された場合に, 不正咬合が引き起こされる.

　症例分析とは, 治療対象となる症例の「何がどの程度正常ではないか」を把握することであり, 矯正治療方針の立案における礎となるもので, 後述する矯正診断の大きな一部分を占めているといえる.

　症例分析では, 視診 (直接観察すること) で判断できる事柄のほかに, 歯根, 顎骨, 顎関節などのエックス線写真での診査を必要とする部分などがあり, さまざまな資料採取が必要とされる. ここでは, 通常用いられる資料について説明する. なお, 以下で説明する各種の写真やエックス線写真などの画像資料は, 従来の写真用カラーフィルムやエックス線写真フィルムの使用から, 現在はデジタル画像の利用へと移行してきている.

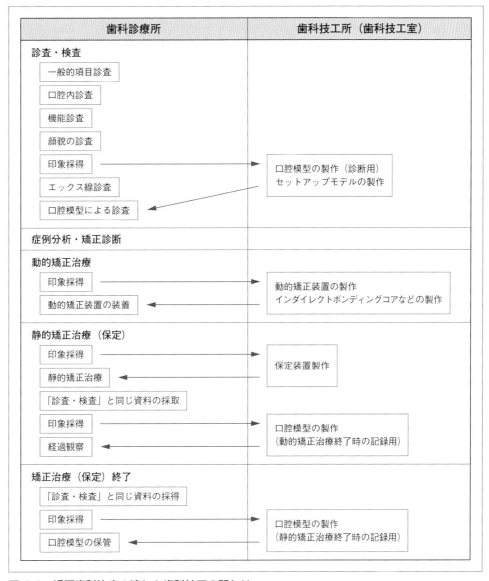

図 4-1　矯正歯科治療の流れと歯科技工の関わり

1）矯正用口腔模型

　　症例分析で最も重要なことは，口腔内を詳細に観察（視診）し，さまざまな情報を得ることであるが，歯や歯列，咬合状態などを多方向から観察することは難しい．また，歯の大きさや歯列弓の大きさなどを口腔内で直接計測することも困難である．これらの欠点をカバーするために，矯正用口腔模型が用いられる．

　　矯正用口腔模型は，アルジネート印象材などで口腔内の印象採得をした後に石膏を用いて製作され，現在では**平行模型**（図4-2〜6）が一般的に広く用いられている．また，分析以外の用途としては，初診時や治療過程，治療終了時，保定終了時などの

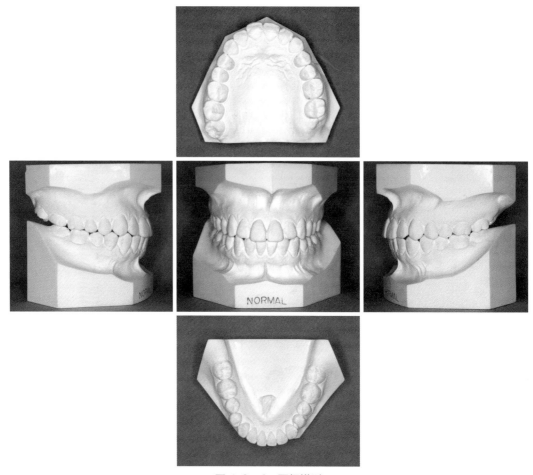

図 4-2〜6　平行模型

状況を記録・保存するためにも利用される.

　平行模型の製作法については，「7　矯正用口腔模型の製作」(p.39)で詳しく述べる.

　症例分析の基礎ともいえる模型計測には，口腔模型を用いる. 計測される項目は，一般的に個々の歯の歯冠幅径，歯列弓長径・幅径，歯槽基底弓（根尖に相当する歯肉最深部）長径・幅径などであり，計測値はそれぞれの正常値と比較検討される（図 4-7〜10).

2) 口腔内写真

　口腔内を画像として記録し，症例分析に用いる. 口腔内写真から得られる所見として，歯列の状態はもとより，歯や歯肉の色や口腔清掃状態などがある. また，ほかの資料に比べて簡便に採取できるため，治療や経過観察などによる口腔内変化の記録用としても頻繁に用いられる（図 4-11〜15).

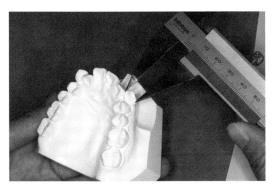

図 4-7　歯の幅径の計測

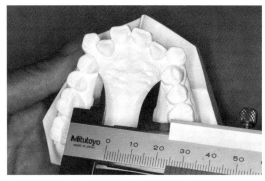

図 4-8　歯列弓の幅径の計測

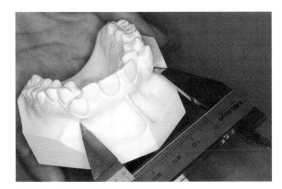

図 4-9　歯槽基底弓の幅径の計測

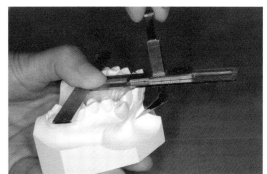

図 4-10　歯槽基底弓の長径の計測
矯正用模型計測器（大坪式）

3) 顔面規格写真

　　歯ならびと顔貌の間には密接な関係がある．たとえば，上下顎前歯の唇舌的な位置や傾斜角は，口元の張り出し具合や横顔（側貌）の形態に影響し，また，下顎骨の左右的な位置は，正面から見た顔（正貌）の対称性に影響する．

　　したがって，矯正歯科治療による歯や顎の位置の変化には，必ず顔貌の変化が伴う．また，若年期の患者には，成長発育による自然な顔貌変化もあり，このため，矯正歯科治療の症例分析に際しては，側貌や正貌の特徴が診査される．

　　以上のことから，顔面規格写真は診断時はもとより，治療や経過観察などによる顔貌の変化の記録を目的として用いられ，正貌，斜位（斜め45°），側貌などの方向から撮影される（図 4-16～18）．

4) 頭部エックス線規格写真（セファログラム）

　　頭部エックス線規格写真（図 4-19, 20）の撮影時には，距離と方向などの条件を常に一定にすることにより，歪みのない均質な透過像が得られる．通常は側面，正面などの方向から撮影され，肉眼では直接観察できない頭蓋を透視することにより，以

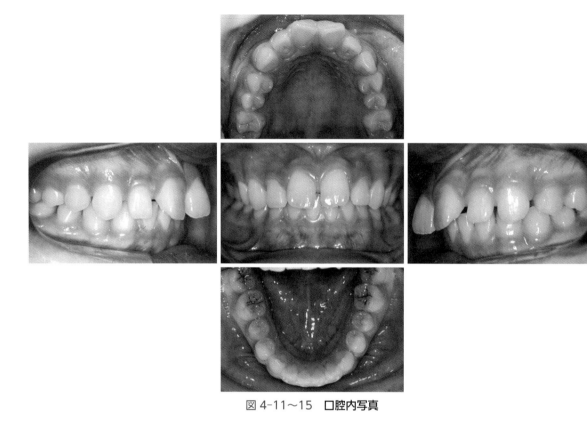

図 4-11〜15　口腔内写真

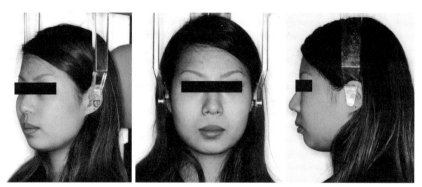

図 4-16〜18　顔面規格写真

下の項目などが把握できる.

　①頭蓋における上顎, 下顎の前後・上下・左右的な位置.

　②上下中切歯の唇舌的傾斜.

　③側面および正面からみたときの咬合平面の傾き.

　④軟組織側貌の形態(撮影時の軟組織フィルターの使用により, 横顔も撮影が可能).

　頭部エックス線規格写真のトレースを図 4-21 に示す. 図のようにさまざまな計測点や計測平面が設定され, 骨格や歯列の構成要素の角度や距離が計測される.

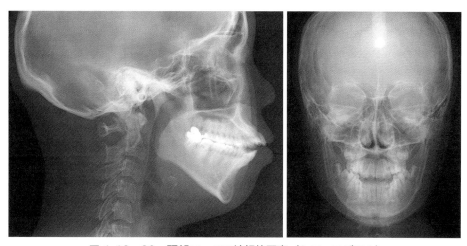

図 4-19, 20　頭部エックス線規格写真（セファログラム）

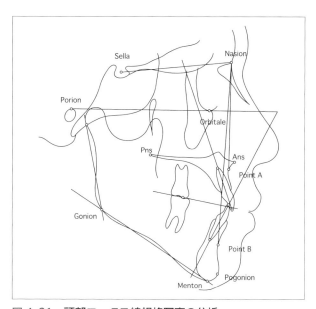

図 4-21　頭部エックス線規格写真の分析

　　頭部エックス線規格写真は，症例分析のみならず，同一症例の治療前後のセファロ画像を重ね合わせることにより，治療前後の歯や顎骨の比較がなされ，これにより治療の評価ができる．また，ほかの症例との重ね合わせによる比較検討も可能である．

5）全歯のエックス線写真

　　歯の移動を行うにあたり，把握しておかなければならない必須の診査項目である．
　　エックス線写真による診査が必要とされるものは，口腔の視診では観察が不可能なもので，例として歯の内部，歯根の長短や彎曲，歯根膜腔，歯槽骨などの周囲組織，

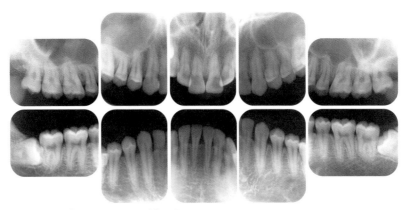

図 4-22　デンタルエックス線写真

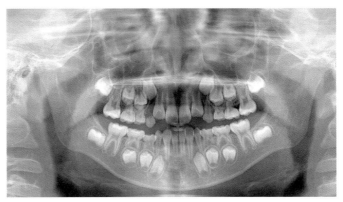

図 4-23　パノラマエックス線写真

埋伏歯や埋伏過剰歯の有無および状態，先天欠如歯などが挙げられる．

　これらの診査には，通常デンタルエックス線写真とパノラマエックス線写真が多く用いられる．

(1) デンタルエックス線写真 （図 4-22）

　解像度の高い透過像が得られる反面，1 枚あたりの撮影範囲が数歯分と狭いため，全歯の撮影には 10 枚から 14 枚を必要とする．

(2) パノラマエックス線写真 （図 4-23）

　1 枚のフィルムに上下の歯列弓およびその周囲の硬組織を連続的に撮影した，断層撮影エックス線写真である．デンタルエックス線写真に比べて鮮明さに劣るが，上下の顎骨や歯列全体を 1 枚のフィルムで観察できるため，全体把握的な読影が可能である．また，撮影時間や被曝線量が少ないこともあり広く普及し，症例分析には不可欠なものとなっている．

現在エックス線診査資料としては，パノラマエックス線写真を第一選択とし，さらに精査が必要な部位を補足する目的で，デンタルエックス線写真を用いることが多い．

3 矯正診断

症例分析結果の総合的な判断のうえ，異常が認められる部位，異常の種別とその程度，異常の原因などを判定して治療方針を立案し，さらには予後（治療後）の予測までを含む一連の作業を**矯正診断**という．

成人の患者の治療後の歯列予測のためには，**セットアップモデル**（予測模型）が製作される．これら診断のための資料は，患者への説明の際にも利用される．

セットアップモデルについては「7　矯正用口腔模型の製作」（p.39 参照）で詳しく述べる．

4 動的矯正治療

歯や顎を治療目的で移動することを，**動的矯正治療**という．

歯は自らが移動したり，あるいは移動させられることがある．たとえば，乳歯や永久歯の歯槽骨の中からの萌出，あるいは歯の欠損部位での対合歯の挺出は，歯の自らの移動である．また，口腔周囲筋や舌の力は，いつも歯に移動力として作用しているため（図 3-2 参照），歯は各筋力の中立地点に移動されて，よくも悪くも安定している．

このように，歯は自然に移動するものであるが，治療目的で矯正装置を用い，しかも歯を最適に移動させるためには，歯が移動するメカニズムに対する知識が必要である．

1）歯が移動するメカニズムと固定源

一定時間以上，適切な力を歯に作用させると，歯根周囲の歯槽窩には改造現象が起こり，歯は力の作用方向に移動する．このとき，歯根を取り巻く歯根膜には，力の作用方向に応じて圧迫側と牽引側が生じている（図 4-24）．

圧迫側の歯槽窩には破骨細胞，牽引側では骨芽細胞（造骨細胞）がそれぞれ出現し，破骨細胞は歯槽骨の吸収，骨芽細胞（造骨細胞）は歯槽骨の骨形成を行う．これらが連携して連続的に作用することで，歯槽窩の位置が変化して歯も移動する．

ここで，これらの歯の移動に関する組織反応を継続させるための最適な力の大きさについて説明する．

歯に加えた力（矯正力）と歯の移動速度の関係をみると，矯正力が強すぎても弱すぎても移動速度は低下する．移動レートが最も高くなる力を**最適矯正力**という（図4-25）．

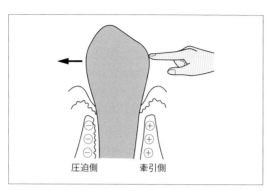

図 4-24　圧迫側と牽引側
歯に矯正力が加わると歯根膜に圧迫側と牽引側が生じる．圧迫側の歯槽窩では骨の吸収，牽引側の歯槽窩では骨形成が始まり，歯が移動する．

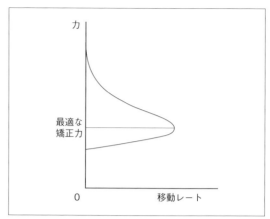

図 4-25　最適矯正力
(Storey, E., Smith, R. : Force in orthodontia and its relation to tooth movement. *Aust. J. Dent.*, 56 : 11〜18, 1952.)

表 4-1　矯正力による歯の移動に最も適した力

移動の様式	力（g）
傾斜移動（歯の長軸の傾斜）	35〜60
歯体移動（平行移動）	70〜120
歯根の直立（傾斜した歯の直立）	50〜100
回転（歯の長軸の回転）	35〜60
挺出（萌出方向へ移動）	35〜60
圧下（根尖方向へ移動）	10〜20

※これらの値は歯の大きさによってある程度変わる
(Proffit, W. R.（高田健治訳）：プロフィトの現代歯科矯正学．クインテッセンス出版，東京，2004. 一部改変)

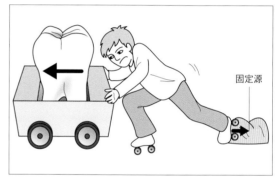

図 4-26　固定源

　最適矯正力は，歯の移動様式や歯の大きさごとに異なり，概ね歯根膜の面積に比例して増減する（表 4-1）．

　なんらかの矯正装置で歯や顎を移動させる際，作用させた矯正力に対する反作用の力が矯正装置の内部に発生する．この反作用の力は，移動させたくない歯や顎を意図しない方向にずらす原因となり，このことが治療にとっての大きな障害となる．したがって，円滑に治療を進めるためには，矯正力の反作用力に対向する抵抗源を必要とする．これを**固定源**という（図 4-26）．

　以上のことから，矯正装置を製作する際には，十分な固定源を確保した設計が必要であることが理解できる．固定源を確保するためには，移動させたい歯の大きさ，本数，歯の移動様式（表 4-1 参照）を評価し，それらを十分上回る固定源を設計すればよい．

　固定源は，それが求められる場所によって，次のように分類される．

（1）顎内固定

　固定源が，移動させたい歯と同じ顎内に存在する場合を**顎内固定**という．たとえば，**舌側弧線装置**（リンガルアーチ）の補助弾線を用いて矯正歯科治療を行う場合は，主線，維持装置，維持バンド（p.50 参照）を介して大臼歯に反作用力が伝達されるため，大臼歯が主な固定源となる．

（2）顎間固定

　固定源が，移動させたい歯の対顎に存在する場合を顎間固定という．一般的には上下顎の間に顎間ゴムをかける形式が多く用いられる．例として**顎間固定装置**が挙げられる（p.55 参照）．

（3）顎外固定

　固定源を口腔外に求めた場合を**顎外固定**という．例としては**ヘッドギア**，**オトガイ帽装置**（チンキャップ），**上顎前方牽引装置**などが挙げられる（p.67〜71 参照）．これらは固定源が頭部，頸部，顔面などに設定されるために，強固なものとなる．

5 保定（静的矯正治療）

　保定とは，**動的矯正治療**により再構築された歯列や顎骨を，その状態で長期間保持することによって安定させる処置であり，矯正歯科においては避けて通ることのできない治療後の「**後戻り**」を防止する目的で行われ，**静的矯正治療**ともいわれる．

　動的矯正治療の直後は，移動された歯の周囲にある歯根膜，歯槽骨，歯肉線維などの歯周組織が，治療前の状態から組織学的に大きく変化している．これは歯の移動に伴う歯槽骨の吸収と添加や歯根膜線維や歯肉線維の再配列などによるもので，それらが安定（再組織化）するためには，長い期間（3〜6 カ月）を必要とする．特に歯肉線維の弾性歯槽頂線維は代謝活性が低いため，再組織化にはさらに長い期間（1 年以上）を必要する．

　加えて動的治療後の歯は，口腔内での位置が治療前とは変化しているために，口腔周囲筋（図 3-2 参照）や舌から常に受ける機能圧も治療前とは変化しており，筋圧による持続的な（後戻りの）移動力を受ける．特にこの傾向は，術前に口呼吸を行っていた上顎前突症例などで見受けられる．

　したがって，動的矯正治療の終了直後から一定期間は，咬合の安定や歯周組織の改造および口腔周囲筋や舌の筋圧の安定化を目的に，歯列および咬合を器械的に保定する必要がある．これを**器械保定**という．器械保定が終了して咬合の安定が得られた後

は，口腔周囲筋のバランスにより咬合の安定が継続するようになる．これを**自然保定**という．

　器械的な保定をするための装置は**保定装置**とよばれ，動的矯正装置と同様に可撤式と固定式に分類される．保定には数カ月から1年以上の長期間を費やす必要があるため，確かな保定機能とともに装着感や審美性にも留意する必要がある．また，一部の動的矯正装置には，動的矯正治療の終了後に**保定装置**として使用できるものもある．

5 矯正歯科技工用器具と器械，材料

到達目標

① 矯正歯科技工によく用いられる器械・器具名と材料の種類を列挙できる．
② 矯正歯科技工によく用いられる器械・器具名と材料の用途を説明できる．

　歯科技工に用いられる器具・器械は，多くの歯科技工担当者の要望により多種多様に考案され，日々進化をしている．矯正歯科技工用器具・器械もその例外ではない．ここでは，特に矯正歯科技工に多く用いられるものについて記述する．

　①**ヤング（Young）のプライヤー**：φ0.7 mm 以上の矯正用線の屈曲に適している（図 5-1，2）．

　②**アングル（Angle）のプライヤー**（バードビークプライヤー）：φ0.6 mm 以下の細い矯正用線の屈曲に適している（図 5-3，4）．

　③**三叉プライヤー**（アデレーのプライヤー）：手指での屈曲が困難な部分に用いられる（図 5-5，6）．

　④**ワイヤーニッパー**：矯正用線の切断に用いられる（図 5-7）．

　⑤**ミニトーチ**：ろう付けやワックス面の仕上げに用いられる（図 5-8）．

　⑥**矯正用ピンセット**（保持つきピンセット，たまつきピンセット）：維持（止め）がついているピンセット．自在ろう付けなどに用いられる（図 5-9）．

　⑦**構成咬合器**：アクチバトール，バイオネーターなどの**構成咬合位**で製作する装置の作業用模型を装着する（図 5-10）．

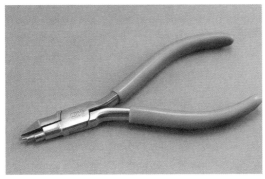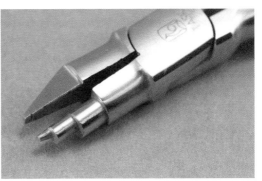

図 5-1，2　ヤングのプライヤー

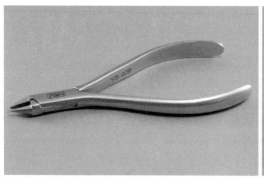
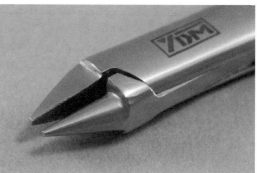

図 5-3, 4　アングルのプライヤー

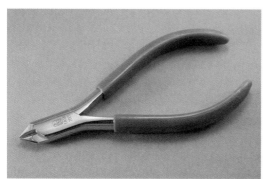
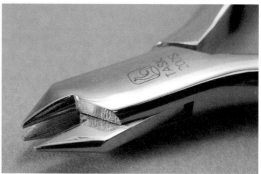

図 5-5, 6　三又プライヤー

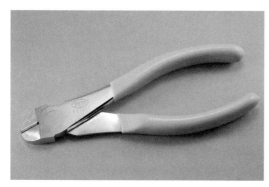
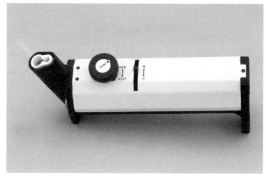

図 5-7　ワイヤーニッパー　　　　　　　図 5-8　ミニトーチ

　⑧スポットウェルダー（電気点溶接器）：チューブやフックなどを維持バンドと仮
着，または溶接をする（図 5-11）．
　⑨加圧重合器：レジン重合時に加圧し，気泡の発生を低減する（図 5-12）．
　⑩加圧成型器：各種の熱可塑性樹脂シートを加熱軟化し，作業用模型に圧接成型す
る（図 5-13）．

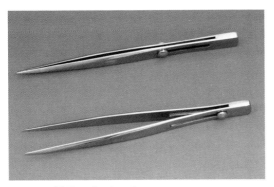

図 5-9　矯正用ピンセット

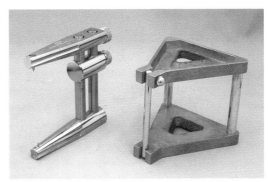

図 5-10　構成咬合器

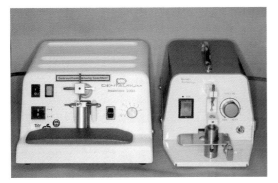

図 5-11　スポットウェルダー

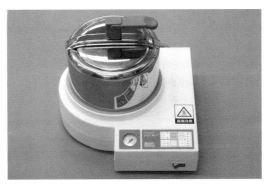

図 5-12　加圧重合器

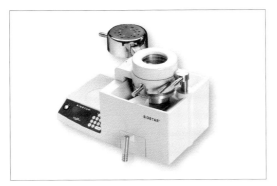

図 5-13　加圧成型器
　　　　（ロッキーマウンテンモリタ社提供）

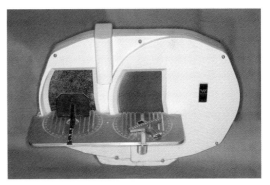

図 5-14　矯正用二連トリマー

　⑪矯正用二連トリマー：口腔模型製作に用いられ，目の粗い刃と仕上げ用の細かい
刃が使用できる．面の平行出しやカットする角度を設定できる（図 5-14）.
　⑫矯正用線（矯正用ワイヤー）：ニッケルクロム合金やコバルトクロム合金，チタン
合金製などがあり，それぞれ種々の太さのものがある（図 5-15）.
　⑬線ろう：主に線状の銀ろうが用いられる．融点は700℃前後である（図 5-16）.

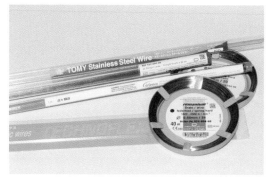

図 5-15　矯正用線

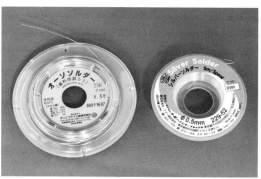

図 5-16　線ろう

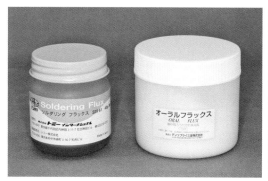

図 5-17　フラックス

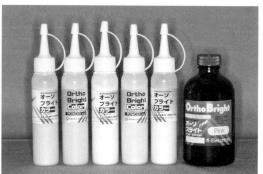

図 5-18　矯正用レジン

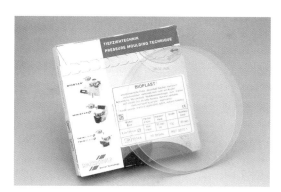

図 5-19　熱可塑性シート

⑭フラックス：母材の酸化防止，酸化物の除去などを目的として，ろう付け時に用いられる．（図5-17）．

⑮矯正用レジン：適合性が優れていることから，主に常温重合レジンが用いられる．さまざまな色調がある（図5-18）．

⑯熱可塑性シート：シート状の樹脂で歯の移動や維持を目的とした装置に用いる．加圧成型器によりシートを加熱軟化させて圧接成型する（図5-19）．

6 矯正歯科技工の手技

到達目標

① 線屈曲ができる.
② 自在ろう付けができる.
③ 矯正用レジンで矯正装置の床部を形成できる.

1 矯正用線の屈曲

1) 線屈曲の一般的原則

　　矯正歯科技工を行ううえで必ず必要な作業に, **矯正用線の屈曲** (線屈曲) がある. 線屈曲は, 手指によって行うことが基本である. しかし, 矯正用線を自由自在に曲げるには手指だけでは難しく, 細かい部分やループなどの屈曲は, プライヤーで保持をする必要がある. 屈曲の位置, 方向, 角度を正確にするためには, 次の項目を習得することが必要である.

　　①矯正用線をプライヤーで把持しながら, 拇指で屈曲する.

　　②プライヤーを必要以上に強く握らないこと. プライヤーを強く握ると矯正用線を傷つけてしまうので, 矯正用線がすべらない程度の最小限の握りの強さを体得し, 圧痕を残さないようにする.

　　③プライヤーで矯正用線を把持する角度に注意する. 意図した方向へ屈曲するためには, 屈曲したい方向に対してプライヤーと矯正用線が直交するように把持し, 矯正用線を屈曲する. 誤った角度で屈曲を行おうとした場合, プライヤー中で矯正用線がすべりやすくなるためにプライヤーを強く握ってしまい, 矯正用線に圧痕ができてしまう (図6-1).

　　④鋭角に鋭く屈曲したい場合は, プライヤーに近い矯正用線の部分を押し曲げ (図6-2), 反対に, 鈍角に緩やかに屈曲したい場合は, プライヤーから離れたところを押し曲げる (図6-3).

　　⑤屈曲の過程で, すでに屈曲した部分を変形させないようにする.

　　⑥屈曲途中に不適合が生じた場合, 屈曲を始めた部分から修正するのではなく, 不適合が生じた直前に屈曲した部分を修正する.

2) 線屈曲の基本手技 （図6-1～5）

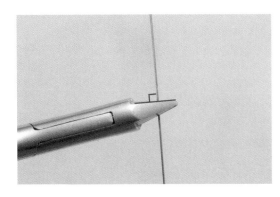

図6-1　線屈曲の基本手技
プライヤーは矯正用線を保持するためのものであり，屈曲は手指で行う．また，矯正用線に対して常に直角に把持する．姿勢を正し，目線と矯正用線の位置を合わせる．また，強く握ると矯正用線に傷がつき，破折の原因となるので注意する．

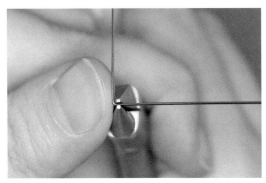

図6-2　矯正用線を鋭角的に屈曲する場合
プライヤーに近い部分を拇指で押すように屈曲する．

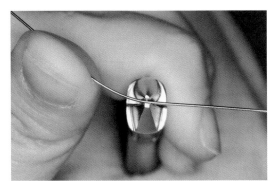

図6-3　矯正用線を緩やかに屈曲する場合
プライヤーから離れた部分を拇指で押すように屈曲する．

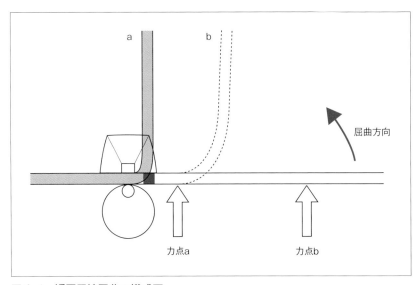

図6-4　矯正用線屈曲の模式図

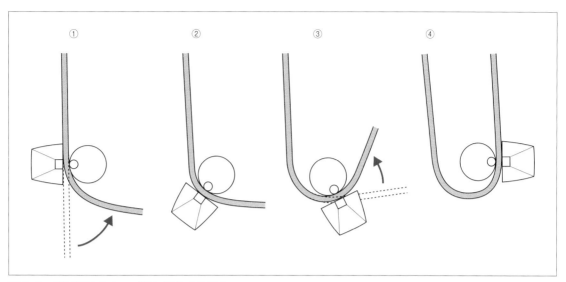

図 6-5　矯正用線をループ状に屈曲する場合
プライヤーの円錐部を用い，滑らかな半円状に屈曲する．ループの屈曲は 1 回では行わず，徐々に屈曲点をずらしながら手指によって行うことで，滑らかな半円状の屈曲ができる．

3) 屈曲のトレーニング

　　　　矯正用線を用いて 2 つの練習を行う．はじめに，チャートに合わせて屈曲する平面的なトレーニングを行い，次に練習用模型を使い，矯正用線の立体的な屈曲を修得する（図 6-6〜17）．

●平面的な屈曲トレーニング―1

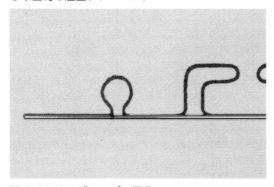

図 6-6　オメガループの屈曲
φ 0.5 mm 矯正用線を用い，アングルのプライヤーを使用する．まずはじめに，チャートに合わせてオメガループの屈曲を行う．

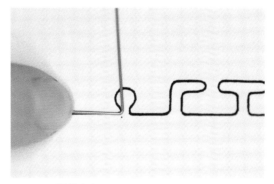

図 6-7　屈曲点をマーク
屈曲点に対して矯正用線の太さ 1 本分手前で把持し，手指によって屈曲することで（図 6-2 参照），屈曲点で矯正用線が屈曲される．

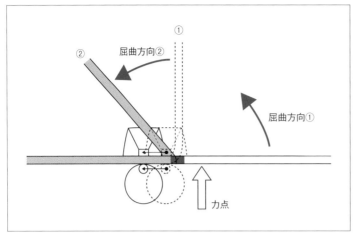

図 6-8　直角以上の屈曲を行う場合
プライヤーを屈曲点からずらすことにより可能となる.

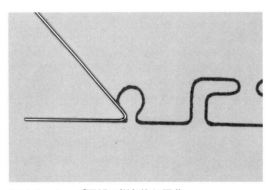

図 6-9　ループ頸部の鋭角的な屈曲
ループ部の屈曲は,プライヤーの円錐部を使って行う(図6-8参照).

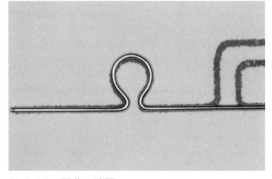

図 6-10　屈曲の確認
チャートと同一平面となるように屈曲する.屈曲ポイントごとにチャートに合わせ,ずれや浮き上がりがないか確認する.

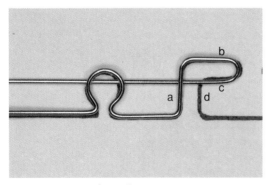

図 6-11　L ループの屈曲
オメガループと同一平面上であることを意識しながら行う.図中 a, d および b, c が平行になるように屈曲する.

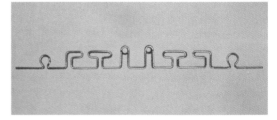

図 6-12　完成(線屈曲)①
完成物がチャートに一致し同一平面にあることを確認する.

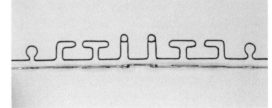

図 6-13　完成(線屈曲)②
各ループを上方から観察した場合,一直線であることを確認する.

●平面的な屈曲トレーニング—2

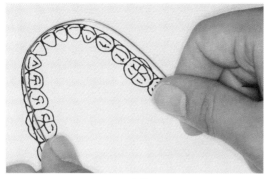 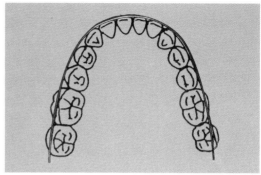

図6-14, 15 　アーチの屈曲
φ0.9 mm 矯正線を用いて，歯列弓のチャートに合わせ，できるだけプライヤーは用いずに，手指によって滑らかな曲線を描くように屈曲を行う.

●立体的な屈曲トレーニング

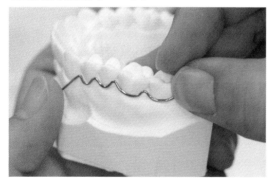 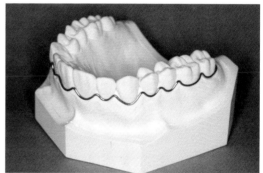

図6-16, 17 　模型に合わせた屈曲
ヤングのプライヤーを用いてφ0.9 mm 矯正用線の屈曲を行う. 唇頬側の歯頸線に合わせて屈曲を行うことにより，立体的な線屈曲の感覚を養う.

2 自在ろう付け

　　ろう付け方法は，大きく分けると自在ろう付け法と埋没ろう付け法とに分けられる.

　　自在ろう付け法は，ろう付けしたいものを左右の手指で固定し，火炎上でろう付けする方法である. ろう付け位置が不正確になりやすい欠点はあるが，短時間でろう付けされるため，過熱を防止でき，矯正用線が焼きなまされない利点がある.

　　一方，埋没ろう付け法は，被ろう付け物を仮着固定して埋没するため，正確な位置でろう付けが行える利点がある. その反面，ろう付け時に埋没材全体の加熱を行わなければならないため加熱に時間がかかり，矯正用線の酸化や焼きなましが起こりやすい. 埋没操作が煩雑で時間がかかる欠点をもつ.

　　矯正用線の弾性は，加工硬化によって得られている. したがって，埋没ろう付け法による長時間の高温加熱にさらされると，矯正用線が再結晶を起こして弾性（矯正力）

を失い**焼きなまし**される. そのため, 矯正歯科技工に埋没ろう付け法は適さず, 熟練を要するが自在ろう付け法が適している.

1) 自在ろう付けの一般的原則

①ろう付けする部分の油脂分などをきれいにする.

②ろう付け面どうしをしっかり接触させる.

③フラックスを用いる. 矯正用線にはコバルトクロム（Co-Cr）合金やニッケルクロム（Ni-Cr）合金が用いられているため, クロムの酸化膜が矯正用線の表面にできている. この酸化膜を取り除く目的で, フラックスには, 主成分の**ホウ砂**のほかに**ホウフッ化物**が添加されているものを用いる.

④加熱は**還元炎**で行い, 酸化を防止する.

⑤短時間でろう付けを行う. 過熱による酸化や, **再結晶（焼きなまし）**による軟化を防止し, 必要な弾性が失われないようにする. 矯正歯科技工には主に, 融点が700℃前後の線ろう（銀ろう）が用いられる.

⑥太い矯正用線に細い矯正用線をろう付けする場合は, まず太い矯正用線から加熱する. 同時に行うと細い矯正用線が先に焼きなまされる.

2) 自在ろう付け法の手順（トレーニング）

以下, チャートに合わせたトレーニング法を用いて, 自在ろう付けの手順を示す（図6-18〜30）.

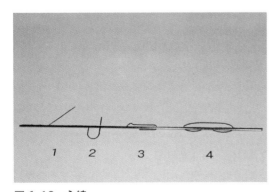

図6-18 主線
チャートに合わせて, φ0.9mm矯正用線の主線を切断する.

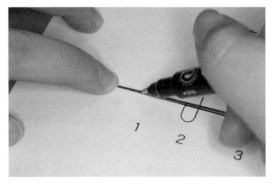

図6-19 ろう付け部のマーキング
マーキングを鉛筆で行うとアンチフラックスとして作用するので, 鉛筆は用いずに油性ペンなどを用いる.

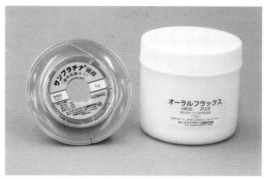

図6-20　線ろう（銀ろう），フラックス
ろうの融点が700℃前後の線ろう（銀ろう）を用いる．
フラックスは母材表面の酸化を防止するとともに，酸化
物を還元する．また，融解したろうの表面張力を減少さ
せ，流れをよくする役目がある．主成分はホウ砂で，ホ
ウフッ化物が添加されている．

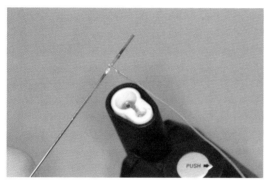
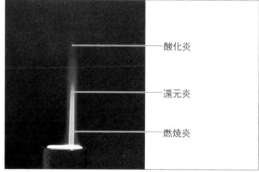

酸化炎
還元炎
燃焼炎

図6-21，22　ろう付けの基本
主線にマーキングされたろう付け部位に，フラックスを少量つける．還元炎を用いてろう付けし，酸化を防ぐ．ろう
の量は，主線を一周覆う程度にする．

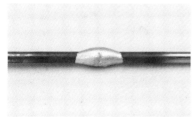
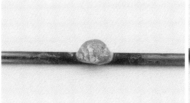
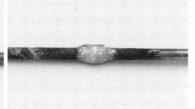

適切：主線に対して一周，均一な厚み
でろうが覆っている．

不良：ろう付け温度が低いため，ろう
の流れが不十分になっている．またろ
うが少ないことで，破損の原因となる．

不良：ろう付け温度が高いため，巣が
みられる．

図6-23〜25　自在ろう付け時の主線に対するろうの状態

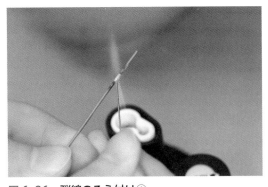

図 6-26　弾線のろう付け①
事前にろう付け部位に再度フラックスを塗布する．利き手で弾線（φ0.5 mm 矯正用線）を持ち，両肘は軽く固定して両手を接触させ，チャートの角度に固定しながら，先に主線のろう付け部を加熱し，ろうが溶けたらすみやかに弾線をろう付けする．

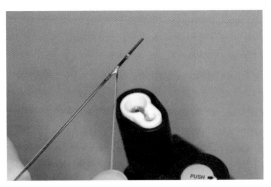

図 6-27　弾線のろう付け②
ろうが流れたら火炎から離し，ろうが凝固するまで弾線を保持する．その後，弾線の弾性力が失われてないかを確認する．

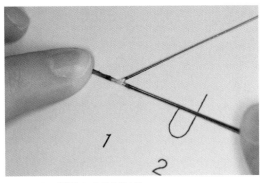

図 6-28　弾線のろう付け③
フラックスの残渣を彫刻刀などで除去した後，チャートに合わせてろう付けした位置や角度を確認する．

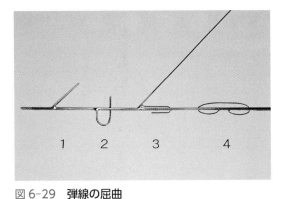

図 6-29　弾線の屈曲
ろう付けを終了した後，各種補助弾線の屈曲を線屈曲に従って行う．図中の 2，3，4 の弾線は，主線の裏側に弾線を通すように屈曲する．ろう付け部の研磨はシリコーンポイントで行った後，仕上げ研磨まで行う．特に細い矯正用線は変形しやすいので注意する．

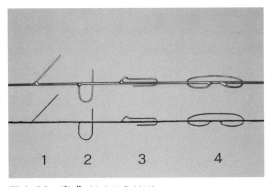

図 6-30　完成（自在ろう付け）

3 矯正用レジン（矯正用常温重合レジン）の使用法

　矯正歯科技工は，主に**矯正用常温重合レジン**を用いて行われる．適合性が優れていることや，短時間で技工作業が行えるなどの利点があるため，可撤式床矯正装置をはじめとした矯正装置の材料として，現在最も多く用いられている．最近では，加熱重合レジンが矯正装置の材料として用いられることはほとんどない．

　製品によって，矯正用常温重合レジンの特性はさまざまである．それぞれの特性を活かして使用することが望ましい．たとえば，硬化時間の長い矯正用常温重合レジンは，レジンの量を多く必要とし，複雑な形態をしている装置に使用する．硬化時間の短いものは，レジンの量が比較的少ない単純な形態の装置に使用する，などが挙げられる．

　以下に，レジンの成形方法を示す．

1）筆積み法

　筆に**モノマー**（液）を浸潤させた後に，筆先に**ポリマー**（粉）を付着させてレジンを築盛する．義歯の修理などに用いられる方法で，床が小さい場合に本法が用いられる．

2）ふりかけ法（積層法）

　モノマーとポリマーを交互に添加する作業を繰り返しながら成形する方法．細部にもレジンを添加しやすい．

3）混和法

　ラバーカップ内でモノマーとポリマーを混和し，その後，レジンを一塊として圧接して成形する方法．個人トレーなどに利用される方法で，大型の装置，たとえば，バイオネーターなどを製作する場合に用いられる．操作時間（硬化時間）の長いレジンを用いるとよい．

4）スプレッド法

　混和法と同様にモノマーとポリマーを混和した後，ペースト状になったところをスパチュラなどで作業用模型上に塗り延ばして成形する方法．床や大型の装置などの製作に用いられる．

5）モールド法

　モノマーとポリマーを混和した後，シリコーン製のモールドを用いてレジンを1.5〜2.0 mm程度の厚さで板状とし，作業用模型に圧接して成形する方法．基礎床な

どを製作するときと同様に行う．均一な厚さを得やすく，リテーナーなどの床型装置の製作に用いられる．

　以上，レジンの成形方法を述べたが，重合する場合，いずれの方法においても，加圧重合器（p.26 参照）を用いると，気泡の発生を低減させることができる．

7 矯正用口腔模型の製作

到達目標

① 矯正用口腔模型の種類と特徴を列挙できる.
② 平行模型の製作法を説明できる.
③ セットアップモデルの用途と製作法を説明できる.

1 矯正用口腔模型の種類と特徴

　　矯正用口腔模型の種類には，①**平行模型**，②**顎態模型**，③**セットアップモデル**（予測模型）がある．治療上の診査・診断を行う際には，模型上で各種の計測（歯冠幅径，歯列弓長径・幅径，歯槽基底弓長径・幅径）が行われる（図 4-7〜10 参照）．また，さまざまな角度から咬合状態を観察することが可能で，治療前後の変化の確認などにも矯正用口腔模型が使われる．そのため，細部（特に歯肉頰移行部や小帯）にわたり正確かつ明瞭に再現されることが求められる．このように矯正用口腔模型は，診査・診断に用いられることが特徴で，通常の模型とは使用目的が異なり，必要な要件も異なるため，それらを理解し，製作する必要がある.

1） 平行模型

　　平行模型は，咬合状態の観察や，不正咬合の分類などに有用な模型である．上下顎の模型の基底面と咬合平面の 3 面がそれぞれ平行に作られている模型であり，正中口蓋縫線を模型の正中として製作する．顎態模型とは異なり，顔面頭蓋と上下歯列の位置関係は再現されないため，矯正診断に際しては頭部エックス線規格写真が併用される．現在では，顎態模型に代わり広く用いられている．顎態模型のように，製作に際して特別な計測器などを必要としない.

2） 顎態模型

　　Simon によって考案された模型で，顔面頭蓋と上下歯列の位置関係を模型上で診査することができる．顎態模型には眼耳平面（フランクフルト平面），正中矢状平面，眼窩平面の 3 平面（ジモンの三平面）が再現されているため，頭蓋に対する上下の歯列の位置，また咬合平面の傾きなどを把握できる．製作過程が煩雑であるため，現在ではほとんど用いられなくなった.

3）セットアップモデル（予測模型）

診断用と作業用模型の原型用の2つの用途がある．

（1）診断用

治療後の状態を予測するために使用する．初診時の口腔模型の歯列の部分を分割し，模型上で再排列することによって，治療後の歯列の変化をシミュレーションする．セットアップモデルにより，矯正治療を進めるうえでの抜歯の必要性やどの歯をどのくらい移動させる必要があるかなどの診断上の資料が得られる．また，不正咬合の治療終了時の良好な咬合状態を患者に説明する場合にも，この模型が使用される．

歯科技工士は，模型上で移動したい歯を1歯1歯分割したのち，元の咬合状態に戻す作業を行う．その後，歯科医師は，治療後として予測した歯列・咬合状態に再排列を行う．

（2）作業用模型の原型用

トゥースポジショナーやスプリングリテーナーなどの矯正装置を製作する場合，作業用模型の原型として使用される（p.84，87参照）．

2 矯正用口腔模型の製作法

ここでは，製作頻度の高い**平行模型**と**セットアップモデル**について記述する．

1）平行模型の製作法と製作上の注意点

以下，図7-1〜23に製作法と製作上の注意点を示す．模型の厚みや削除する角度は種々あるが，一例を示す．

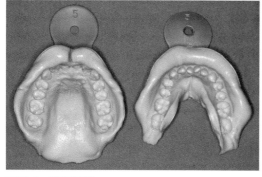

図7-1　印象採得
歯科医師により印象採得が行われる．矯正用口腔模型では歯だけではなく粘膜部も重要とされ，特に各小帯や歯肉頬移行部が正確に印象される．

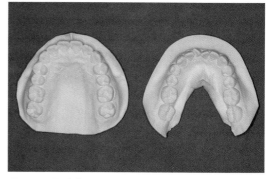

図7-2　石膏注入
硬質石膏を用いて模型を製作する．石膏注入時には各小帯，歯肉頬移行部を失わないよう注意する．

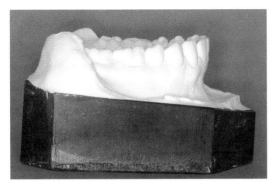

図 7-3　台付け①
基底面の厚みを得るためゴム枠を使用し，台付けを行う．
下顎から行い，咬合平面と基底面が平行になるようにし，
咬合平面までの高さが 3.5 cm 以上になるように調整する．

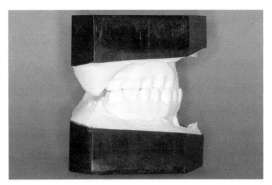

図 7-4　台付け②
上顎模型の台付けを行う．その際，下顎模型を軽くあて
がい，上顎模型の基底面と下顎模型の基底面がそれぞれ
咬合平面と平行であることを確認する．

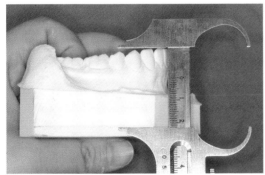
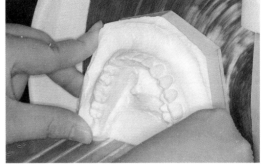

図 7-5，6　基底面の調整
基底面と咬合平面が平行で約 3.5 cm になるように，矯正用二連トリマーを使用して調整する．

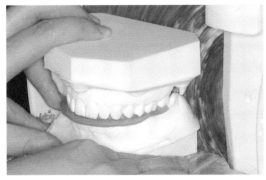

図 7-7　基底面の平行性①
上下顎の後縁を合わせる．バイトワックスをかませて咬
合させた状態で上下顎の後縁が同一平面になるまでトリ
マーを使用し，トリミングする．後の作業（図 7-9, 10）
のために削り過ぎないように注意する．

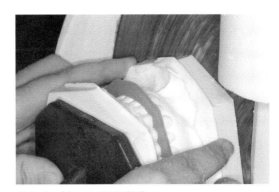

図 7-8　基底面の平行性②
調整した後縁をトリマーの作業台に乗せ，上顎の基底面
の厚みを調整し，上下顎の基底面を平行にする．下顎基
底面から上顎基底面までの厚みは約 7 cm とする．

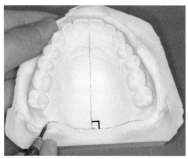
図7-9　後縁の調整①
上顎模型後縁のマーキングを行う．上顎模型後縁は，正中口蓋縫線に直角で上顎結節の後部になるよう調整する．

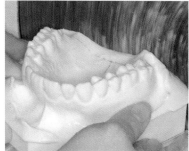
図7-10　後縁の調整②
後縁の長さは，上顎結節から2～3mmを残して削る．

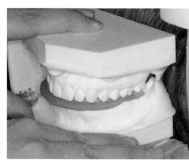
図7-11　後縁の調整③
下顎模型の後縁は上顎模型に合わせる．

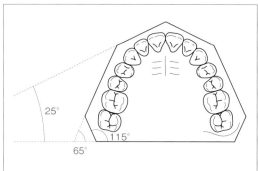
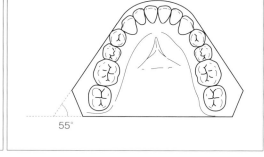
図7-12，13　平行模型の側面，後縁隅角部や前方の角度の一例
下顎模型の前方は，下顎前歯のアーチに合わせてアーチ状にする．

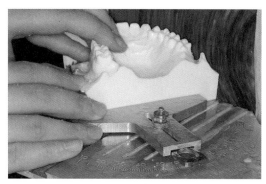
図7-14　各部のトリミング
作業台の角度を合わせ，それぞれの角度に削っていく．

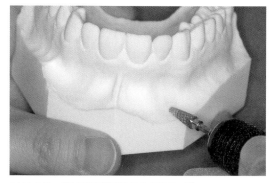
図7-15　歯肉頬移行部のトリミング
歯肉頬移行部が模型側面から確認できるように，最深部に合わせて側面の調整を行う．各小帯を傷つけないように注意する．下顎では舌側の調整も行う．

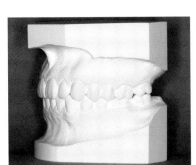

図7-16　ソーピング①
上下顎ともにサンドペーパーや耐水ペーパーを用い，トリミングされた面をきれいに研磨する．

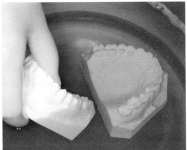

図7-17　ソーピング②
模型を乾燥させた後，ソーピング液中に模型を浸漬する．

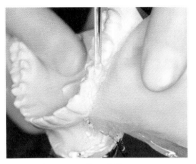

図7-18　ソーピング③
温水下で柔らかい布などを用いて，磨いて仕上げる．

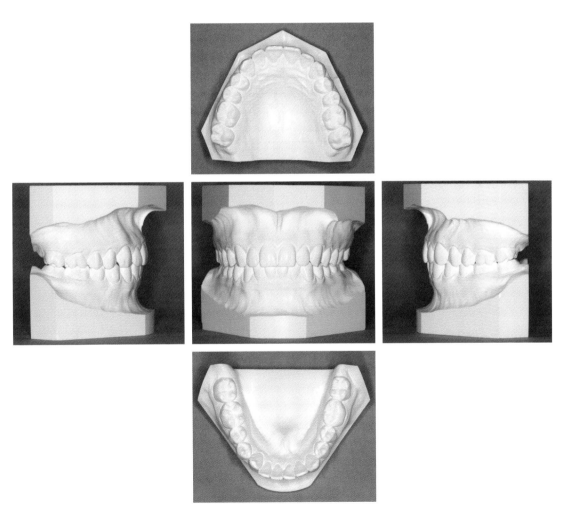

図7-19～23　完成（平行模型）

2) セットアップモデルの製作法と製作上の注意点

以下，図 7-24〜32 に製作法と製作上の注意点を示す．

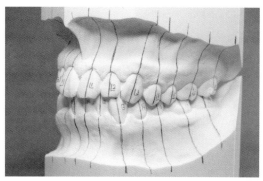

図 7-24　前準備①
平行模型の複製模型を製作し，それぞれの歯に長軸方向線を記入する．

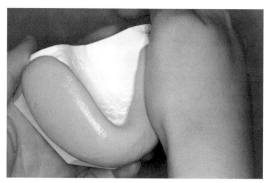

図 7-25　前準備②
歯の分割後，再排列を行うときに使用する唇頬側面のコアを製作する．

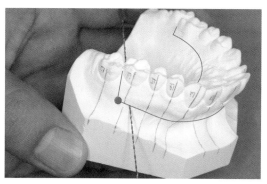

図 7-26　分割①
各歯の根尖相当部で分割を行う．

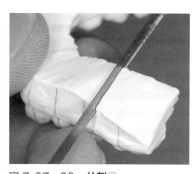

図 7-27，28　分割②
各歯の隣接面を傷つけないように，基底面方向から歯冠側に向けて隣接面コンタクトの手前まで切り込みを入れ，手指で折り，分割を行う．

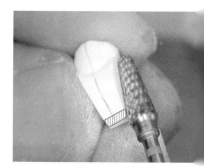

図 7-29　トリミング
分割した各歯を，後の再排列操作をしやすくするために，根尖側に向かって細くするとともに 3 mm 程度短くする．

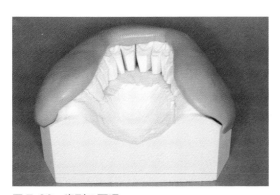

図 7-30　**歯列の再現**
唇頰側面のコアを利用し，分割前の排列状態に戻す.

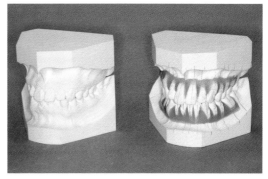

図 7-31　**平行模型の原型（左）と分割後再現された
セットアップモデル（右）**

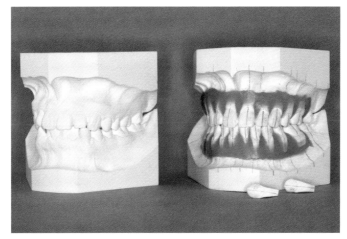

図 7-32　**完成**（セットアップモデル）
歯科医師により治療後の排列状態を予測するために，抜歯や歯の移動が
なされた状態の再排列が行われる.

8 矯正装置の必要条件と分類

到達目標

① 矯正装置の必要条件を説明できる.
② 矯正装置の分類を列挙できる.

1 矯正装置の必要条件

1) 矯正装置の基本的な条件

（1）動的矯正装置

①必要な矯正力が得られる：適切な強さの力が得られ，歯や顎骨を移動できる.

②矯正力を目的の方向に加えられる：望む方向に力を働かせるという調節性（コントロール）があり，それが安定している.

③矯正力に持続性がある：力の持続が得られる.

（2）保定装置

①動的治療後，確実にその状態を保持できる.

②審美的な障害が少ない（できるだけ外見に触れないこと）.

2) 口腔内で使用される矯正装置の所要条件

①装着時の違和感が少ない.

②咀嚼，発音，呼吸などの機能をできる限り妨げない.

③顎骨の成長・発育に悪影響を及ぼさない.

④歯の萌出を妨げない.

⑤口腔内で変形や変質，変色，破損をしない.

⑥歯の生理運動を妨げない.

⑦口腔内の清潔を保てる.

⑧研磨が十分に行われている.

2 矯正装置の分類

　矯正装置の分類方法はさまざまなものがあるが，ここでは，①矯正力の働き方，②固定源の場所，③固定式か可撤式か，による分類について述べる．

1）矯正力の働き方による分類

　矯正力による分類方法では，**器械的矯正力**と**機能的矯正力**に分類される．

（1）器械的矯正装置

　装置を構成している矯正用線の弾性，ゴムリングの収縮力，拡大ネジの矯正力を利用し，歯の移動や顎骨の成長発育の制御などを器械的に行う装置である．すなわち，矯正装置そのものに力がある装置である．

　例：舌側弧線装置（リンガルアーチ），各種拡大装置，マルチブラケット装置，上顎前方牽引装置など．

（2）機能的矯正装置（筋の力）

　患者自身の口腔周囲筋の機能力を矯正力として利用する装置である．

　例：アクチバトール（F. K. O.），バイオネーター，咬合挙上板，咬合斜面板，リップバンパー，フレンケル（Fränkel）の装置など．

2）固定源の場所による分類

　歯や顎骨を矯正する場合，必ず矯正力を支えるための**固定源**が必要となる．固定源をどこに求めるかにより，顎内固定装置，顎間固定装置，顎外固定装置に分類できる．

　矯正学でいう固定とは，「歯，あるいは顎の移動を行う場合に，その抵抗源となるものをいう」と定義されている．すなわち，この固定源（抵抗源）があってはじめて，押す力や引く力が有効に作用するということである．この固定源（抵抗源）が十分でないと，歯や顎が目的のとおりに移動できないことになる．

（1）顎内固定装置

　移動させる歯と固定源を同一の顎内に求めたもの．

　例：舌側装置（舌側弧線装置（リンガルアーチ）など），各種拡大装置．

（2）顎間固定装置

　移動させる歯や顎の固定源を対顎に求めた装置．

　例：マルチブラケット法や顎内固定装置などで上下顎間にゴムリングをかけた場合．

（3）顎外固定装置

移動させる歯や顎の固定源を口腔外，すなわち頭部や頸部などに求めたもの．

例：ヘッドギア，オトガイ帽装置（チンキャップ），上顎前方牽引装置など．

3）固定式か可撤式かによる分類

患者が自分自身で装置を着脱できるか否かにより分類されるもの．

（1）可撤式矯正装置

患者自身が着脱できる装置．清掃がしやすく修理も容易であるが，患者の協力が得られないと治療が困難である．

例：アクチバトール（F. K. O.），バイオネーター，咬合挙上板，咬合斜面板，可撤式拡大装置，フレンケル（Fränkel）の装置，ホーレー（Hawley）の保定装置，ラップアラウンドリテーナー，トゥースポジショナー，マウスピース型カスタムメイド矯正装置（アライナー）など．

（2）固定式矯正装置

装置が歯や顎骨に接着あるいはセメント合着などにより固定され，患者自身が外すことのできない装置．

装置が変形，破損した場合，修理が困難である．

例：舌側弧線装置（リンガルアーチ），固定式拡大装置（クオドヘリックス拡大装置，バイヘリックス拡大装置），リップバンパー*，マルチブラケット装置，下顎犬歯間リテーナーなど．

以上のように，矯正装置の分類方法はさまざまであるが，ほとんどの装置は，各分類方法に重複して含まれる．たとえば，「舌側弧線装置（リンガルアーチ）は器械的で固定式の矯正装置」ということができる．

---

*リップバンパーの分類は考え方により，「固定式」と「可撤式」に分かれている．装置の一部である唇側弧線が着脱できることから「可撤式」に分類される場合もあるが，本教本では維持バンドが固定されていることから「固定式」に分類した．

9 矯正装置の製作法（動的矯正装置）

　　動的矯正装置は，歯や顎骨を移動し，不正咬合や顔貌を改善する目的のために用いられる．動的矯正装置には，さまざまなものがある．症例によっては，治療段階に合わせて，装置を数種類変更することもある．製作方法も歯科医師によって口腔内で直接製作される場合や，歯列の印象採得を行い，模型上で歯科技工士または歯科医師が製作する場合などがある.

　　ここでは，基本的な動的矯正装置について記述し，特に歯科技工士が製作する頻度が高い動的矯正装置については，製作方法ならびに製作上の注意点も記す.

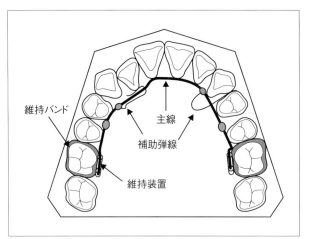

図 9-1　舌側弧線装置（リンガルアーチ）の構成

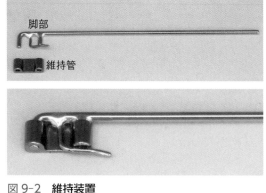

図 9-2　維持装置

1 舌側弧線装置（リンガルアーチ）

乳歯列期から永久歯列期まで幅広く使用され，歯の移動のみならず保定まで応用できるため，適応範囲が広い矯正装置である．

1）目　的

全顎的な矯正治療を必要としない数歯の位置異常を有する症例の治療を目的とする．舌側に装着されるため，装置による審美的障害が比較的少ない．

2）装置の構成（図9-1）

上顎・下顎いずれにも用いる．維持装置つきのものは，歯科医師が装置の一部を口腔外に取り外して調整できる．患者自身は取り外すことができないため，固定式装置に分類される．基本的な構成は以下のとおりである．

①主線
②維持バンド（帯環）
③維持装置（図9-2）
④補助弾線：歯の移動を行うために用いられる弾線でさまざまなものがある（図9-18参照）．

3）使用材料と器具

①主線：φ0.9 mm 矯正用線
②補助弾線：φ0.5 mm 矯正用線
③線ろう（銀ろう）
④フラックス

⑤ミニトーチ

⑥ろう付け台

⑦ヤング（Young）のプライヤー

⑧アングル（Angle）のプライヤー

⑨ワイヤーニッパー

⑩研磨に必要な器具・材料

4）製作法と製作上の注意点

以下，図9-3〜22に製作法と製作上の注意点を示す．

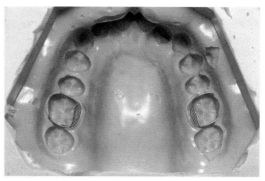

図9-3　印象採得
歯科医師によって維持バンドを口腔内に試適した状態で，アルジネート印象材で印象採得する．印象採得後，維持バンドを印象面に戻す際に，左右側や天地の方向に留意する．また石膏注入時，維持バンドの移動を防ぐために，印象材とバンド外面との間に少量の接着剤を用いて印象材と維持バンドを固定し，後のろう付け操作を容易にするために内面にワックスを盛っておく．

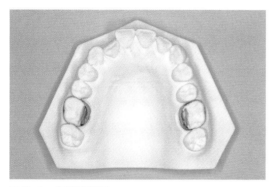

図9-4　作業用模型
作業用模型上に再現された維持バンド．模型と維持バンドの位置が正しく再現されているか確認する．ろう付けの前準備としてワックスを流ろうしておく．

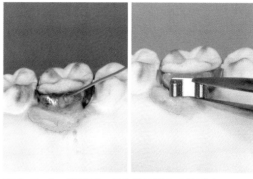

図9-5，6　維持バンドと維持管のろう付け
維持バンドの舌側面にフラックスを塗付後，ろうを流す．維持管のろう付け位置を確認後，再びろうを加熱し，ろうが溶け始めたら，ピンセットなどを用いて対合歯の咬合関係に注意して，維持管を歯頸部付近にろう付けする．

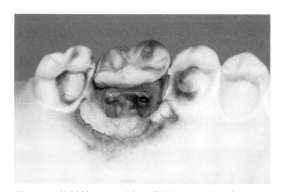

図9-7　維持管のろう付けが終了した維持バンド

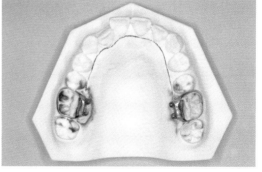

図9-8　外形線記入
維持バンド，維持管が装着された作業用模型に主線の外形線を記入する．主線は各歯の舌側歯頸部に軽く一点で接し，滑らかな曲線を描くように設定する．未萌出歯や歯列弓から外側に大きく離れて位置する歯には，接する必要はない．

維持バンドと維持装置の溶接法

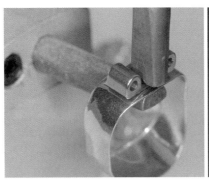
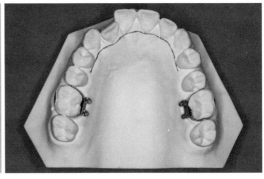

　歯科医師または歯科技工士によって行われる．既製の維持装置である維持管を維持バンドの舌側面に溶接する．溶接方法には，スポットウェルダー（図5-11参照）を用いて維持バンドと維持管を固定した後，ろう付け操作を行う方法と模型上で直接，維持バンドと維持装置をろう付けする方法がある．

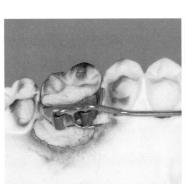
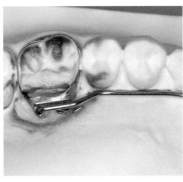
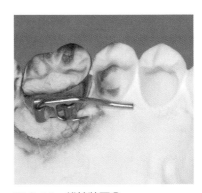

図9-9, 10　維持装置①
脚部の屈曲はヤングのプライヤーを用いて行う．維持管に脚部を入れ，歯頸側へ約45°屈曲する．また，第二小臼歯の舌側歯頸部に軽く一点で接し，かつ口蓋粘膜に沿って屈曲する．

図9-11　維持装置②
脚部は原則として第一小臼歯と第二小臼歯の中間で切断する．切断部は主線とのろう付けを行うため，カーボランダムポイントなどで平面に仕上げる．

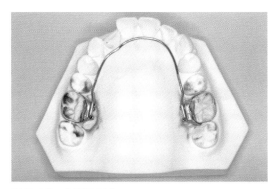

図 9-12　主線の屈曲
主線にはφ0.9 mm矯正用線を用いる．大きなアーチの屈曲については原則として手指で行い，微調整を必要とするところはヤングのプライヤーを用いて屈曲する．

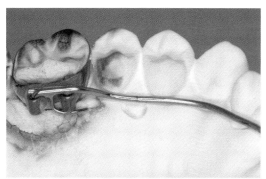

図 9-13　主線と脚部のろう付け前準備
脚部とのろう付けは模型上で直接行うため，前準備として，ろう付け部直下の石膏の一部をラウンドバーや彫刻刀などで削除する．これは石膏面とろう付け部を接触させないことで，ろう付け時に熱が作業用模型に逃げないようにするためである．この操作により，ろう付け面の裏側への流ろうを容易にする．

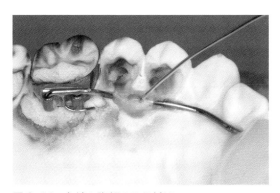

図 9-14　主線と脚部のろう付け
フラックスを塗布し，模型上でろう付けを行う．

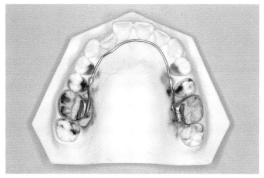

図 9-15　主線と脚部のろう付けが終了した状態
維持装置から主線の着脱がスムーズに行えることを確認する．

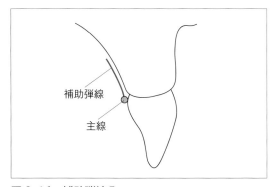

図 9-16　補助弾線①
補助弾線は歯を移動させるために用いる．本装置で歯の移動を行う場合は，主線に補助弾線を自在ろう付けする．口腔粘膜に軽く沿わせるように屈曲する．

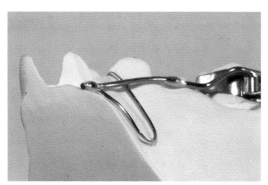

図 9-17　補助弾線②
補助弾線の浮き上がりを防ぐため，補助弾線は主線の下（口腔粘膜面側）を通すように屈曲する．

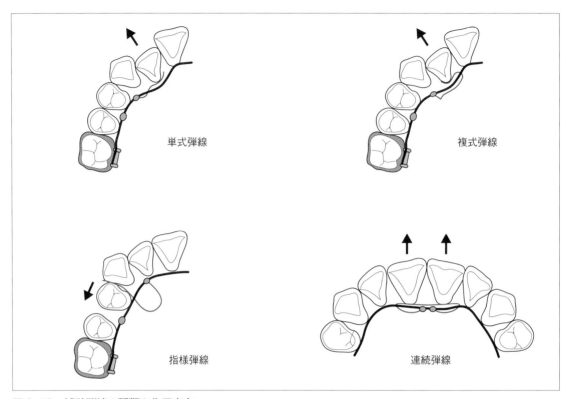

図 9-18　補助弾線の種類と作用方向
　単式弾線：主線に対し 45°でろう付けを行う．主に切歯の唇側移動に用いられる．
　複式弾線：主線に対し 45°でろう付けを行う．前歯の唇側移動，側方歯の頰側移動に用いられる．単式弾線に比べて弾線
　　　　　　が長いため，より緩やかな矯正力が得られる．
　指様弾線：主線に対し 90°でろう付けを行う．前歯または小臼歯の近遠心移動に用いられる．
　連続弾線：主線に対し両端が 45°でろう付けを行う．前歯または小臼歯の数歯の唇頰側移動に用いられる．

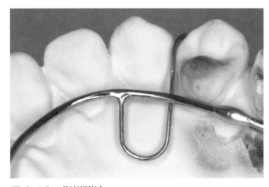

図 9-19　指様弾線

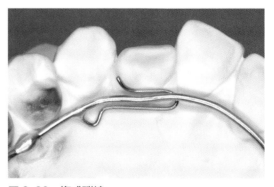

図 9-20　複式弾線

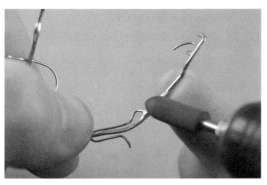

図 9-21 研磨
補助弾線のろう付け後，主線を作業用模型に戻して位置
の確認をし，その後，研磨を行う．

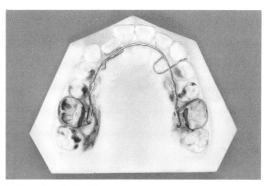

図 9-22 完成（補助弾線を用いた舌側弧線装置（リンガルアーチ））

5）舌側弧線装置（リンガルアーチ）の応用法

（1）歯の移動

　補助弾線を用いて歯の移動を行う．

（2）保定装置

　本装置の動的矯正後，補助弾線を調節することにより，保定装置として応用できる．

（3）保隙装置

　舌側弧線を応用した保隙装置は，ヘルマンの歯齢ⅡAからⅢBの多数歯欠損症例など
に用いられる（『小児歯科技工学』参照）．

（4）顎間固定装置の固定源

　顎間固定装置のゴムリングを使用するときの固定源として利用する．

（5）加強固定

　加強固定とは固定源を補強することで，本装置では左右の大臼歯を主線で連結する
ことにより，固定源を強化することができる．また，ほかの装置との併用により加強
固定として用いる場合には，維持バンドにバッカルチューブやフックなどを付与する．

２ 顎間固定装置

　症例に応じて，舌側弧線装置（リンガルアーチ）と唇側弧線装置を対顎にそれぞれ
装着する．上下の装置間にゴムリングを用い，矯正力とする（図 9-23）．

1) 目 的

移動させたい歯の対顎を固定源とする装置である．つまり，上顎の歯列を移動させるときには下顎が固定源となる．舌側弧線や唇側弧線などが利用され，大臼歯の遠心移動，前歯の舌側移動が行われる．

2) 装置の構成

①舌側弧線：φ0.9 mm 矯正用線

②唇側弧線：φ0.9 mm 矯正用線

③維持バンド

④バッカルチューブ（頰面管，図9-60～63 参照）：維持バンドに電気溶接，あるいはろう付けされ，唇側弧線の両端が通される．

⑤フック

⑥顎間ゴム

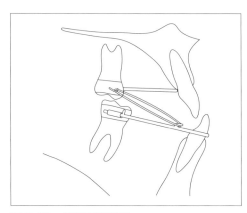

図9-23　顎間固定装置

3 アクチバトール（F. K. O.）

構成咬合位（咀嚼筋の力を矯正力として利用することのできる下顎位，図9-28 参照）で**構成咬合器**（図5-10 参照）に装着された作業用模型上で製作される．したがって，口腔内に本装置が装着された場合，下顎は構成咬合位の状態にあり，顎の周囲筋は，装着前の咬頭嵌合位に顎位を戻そうとする．このときの筋の力が誘導面や誘導線に伝達され，矯正力として発揮される．

原則として夜間に使用するが，使用時間は長いほどよい．

1) 目 的

本装置の適応期は，一般的には乳歯列期～混合歯列期である．

反対咬合，上顎前突，交叉咬合などの治療に用いられる．保定装置としても使用することがある．

2) 装置の構成（図9-24, 25）

①床部（床翼部，誘導面，咬面部）

②誘導線：φ0.9 mm 矯正用線．上顎前突には上顎誘導線（顎内誘導線），反対咬合には顎間誘導線が用いられる．

（使用材料と器具，製作法と製作上の注意点については，次項「バイオネーター」参照）

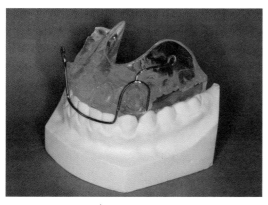

図 9-24 アクチバトール
顎間誘導線を用いた反対咬合治療用のアクチバトール．

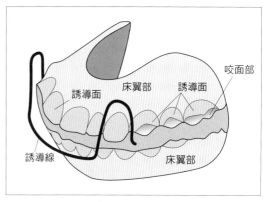

図 9-25 アクチバトールの構成および各部の名称

4 バイオネーター

1）目 的

　　バイオネーターはアクチバトールから派生したもので，アクチバトールと同様に，筋の機能力を応用した装置である．製作は構成咬合位で行われる．

　　アクチバトールに比べて矯正用線が多く，床はかなり小さく設計されている．床の代わりに矯正用線を使用するため，アクチバトールに比べて呼吸がしやすい．このため昼間の使用も可能である．

2）装置の構成（図 9-26）

　　①唇側線：ϕ 0.9 mm 矯正用線
　　②前歯舌側線：ϕ 0.8〜0.9 mm 矯正用線
　　③口蓋線：ϕ 1.2 mm 矯正用線
　　④床部

3）使用材料と器具

　　①構成咬合器
　　②各種プライヤー
　　③ワックス類
　　④矯正用レジン（常温重合レジン）
　　⑤矯正用線
　　⑥研磨に必要な器具・材料

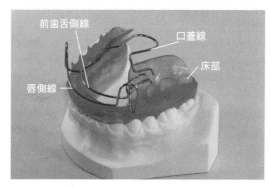

図 9-26 バイオネーターの構成および各部の名称

4) 製作法と製作上の注意点

　　機能的矯正装置（p.47 参照）を代表して，バイオネーターの製作法と製作上の注意点を図 9-27～35 に示す.

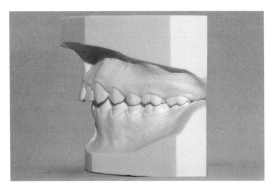

図 9-27　アングルⅡ級症例（側方への拡大を必要としない症例）

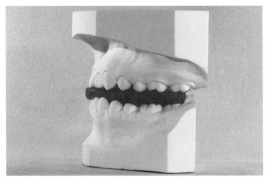

図 9-28　構成咬合位で採得された咬合
歯科医師から構成咬合位で採得されたワックスバイトが作業用模型とともに提供される.

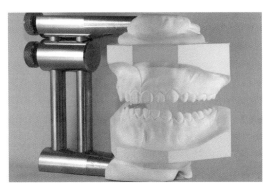

図 9-29　構成咬合器に装着された作業用模型

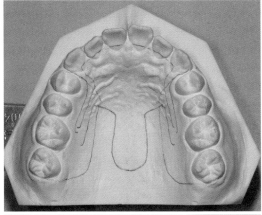

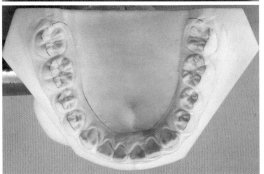

図 9-30, 31　外形線記入
床外形線，唇側線，口蓋線，前歯舌側線の外形線を記入する. 症例により設計を考慮する.

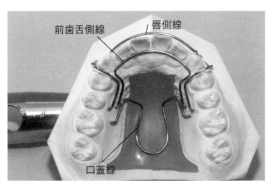

図 9-32　屈曲された矯正用線の名称
　唇側線：φ0.9 mm 矯正用線を用いる
　前歯舌側線：φ0.8〜0.9 mm 矯正用線を用いる
　口蓋線：φ1.2 mm 矯正用線を用いる

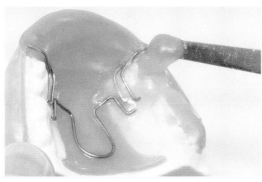

図 9-33　レジン成形
床外形に合わせてレディキャスティングワックスなどを焼き付けた後，レジン分離剤を塗布する．レジン添加は，ふりかけ法，スプレッド法（p.37 参照）を用いる．

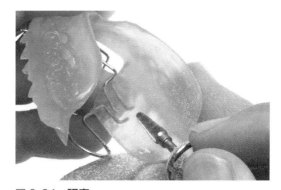

図 9-34　研磨
レジン重合後，タングステンカーバイドバーを用い，外形線に注意しながら形態修正を行い，細部の形態修正をフィッシャーバーで行う．その後，通法に従い仕上げ研磨まで行う．

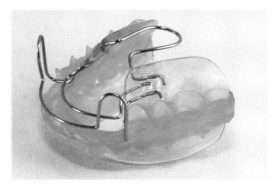

図 9-35　完成（バイオネーター）

5 咬合挙上板

咬合挙上を目的とした可撤式の機能的矯正装置である.

1）目 的

咬合挙上板は上顎に装着され，アングルⅠ級における**過蓋咬合**の治療に用いられ，上顎に装着される（図9-36a）.

装置を装着すると，上顎前歯部舌側の挙上板に下顎前歯の切縁が接触し（図9-36b），臼歯部が離開される．咬合離開された臼歯の挺出により咬合位を挙上し，過蓋咬合が改善される（図9-36c）．また，下顎前歯は挙上板によって多少圧下される.

2）装置の構成（図9-37）

①床（挙上板を含む）
②接歯唇側線：ϕ0.7〜0.9 mm 矯正用線
③維持装置

3）使用材料と器具

①矯正用線
②ワックス類
③矯正用レジン（常温重合レジン）
④咬合器
⑤各種プライヤー
⑥研磨に必要な器具・材料

4）製作法と製作上の注意点

①咬頭嵌合位で作業用模型を咬合器に装着する.
②咬合器上で咬合の挙上を行う（通常は臼歯部で2〜3 mm 程度）.
③接歯唇側線と維持装置の屈曲を行い，分離剤を塗布する.
④レジン形成：1.5〜2.0 mm 厚の床を形成し，次に挙上板の部分を形成する．レジン硬化後，挙上板と下顎前歯の接触関係を確認する．挙上板をタングステンカーバイドバーなどを用いて，できるだけ平坦な面に形成する.

調整が終了後，通法に従い研磨を行い，完成させる.

6 咬合斜面板

下顎遠心咬合の治療に用いられる可撤式の機能的矯正装置である.

1）目　的

　　咬合斜面板は，**過蓋咬合**を伴う**下顎遠心咬合**（アングルⅡ級）の治療に用いられる（図 9-38a）．上顎に装着され，構成および製作法は，**咬合挙上板**と同様である．形態

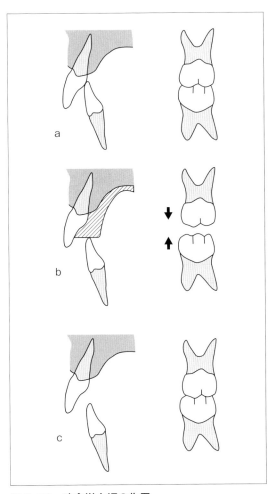

図 9-36　咬合挙上板の作用

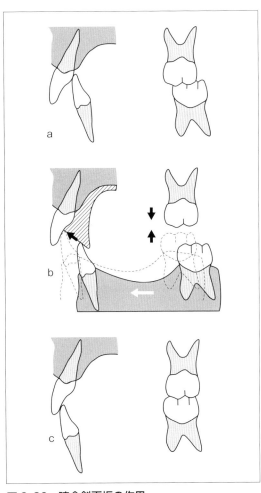

図 9-38　咬合斜面板の作用

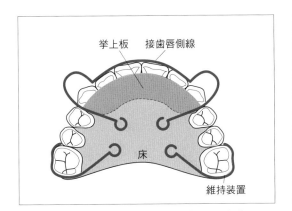

図 9-37　咬合挙上板の構成および各部の名称

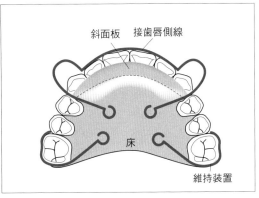

図 9-39　咬合斜面板の構成および各部の名称

的にも咬合挙上板と類似しているが，下顎切歯部と接する部分を斜面に形成する（斜面板，図 9-38b）．この斜面に下顎前歯が接しながら閉口することによって下顎全体が前方移動し，下顎遠心咬合が改善される．

　また，本装置は咬合挙上板と同様，臼歯部の挺出によって咬合挙上が行われ，過蓋咬合の改善も可能である（図 9-38c）．

2）装置の構成（図 9-39）

①床（斜面板を含む）
②接歯唇側線：φ0.7〜0.9 mm 矯正用線
③維持装置

7 可撤式拡大装置

　可撤式拡大装置は乳歯列，混合歯列期に用いられる．

　拡大ネジを用いた場合は，歯科医師の指示に従って患者自身か保護者が定期的にネジを回転させ，床をわずかに広げた状態で口腔内に装着する．この繰り返しによって，歯列を所定量まで広げる．

1）目　的

歯列を側方に拡大する．

2）装置の構成（図 9-40）

①床：正中部で左右に分かれ，拡大ネジで連結している．
②拡大ネジ
③維持装置

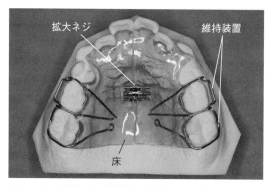

図 9-40　可撤式拡大装置の構成および各部の名称

3）使用材料と器具

①拡大ネジ

②矯正用線

③各種プライヤー

④矯正用レジン（常温重合レジン）

⑤ワックス類

⑥研磨に必要な器具・材料

⑦糸鋸

4）製作法と製作上の注意点

以下，図9-41〜45に製作法と製作上の注意点を示す．

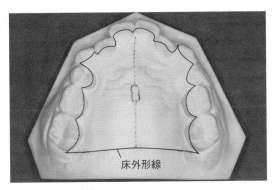

図9-41　外形線の記入
床外形は，前歯部では基底結節を覆い，臼歯部では歯冠長の1/2まで覆う．床後縁は最後臼歯の遠心面を連ねた線までとする．拡大ネジの位置は正中口蓋縫線上に設定する．

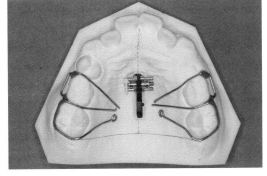

図9-42　維持装置
口腔内での維持が強固であることが望ましい．クラスプの種類としてはアダムスのクラスプ，シュワルツのクラスプ（以上『小児歯科技工学』参照），単純鉤などがある．本症例では，E|E にアダムスのクラスプ，6|6 に単純鉤を用いた．維持装置完成後，維持装置と拡大ネジをワックスを用いて作業用模型上に固定する．

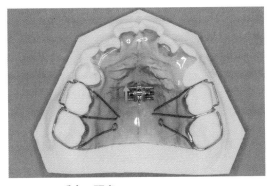

図9-43　重合・研磨
常温重合レジンを用いてレジン部の成形を行った後に装置を作業用模型より撤去し，拡大ネジの大翼板，小翼板を除去する（『小児歯科技工学』参照）．その後，通法に従い研磨を行う．

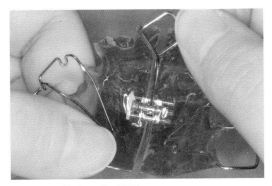

図9-44　拡大ネジの確認
糸鋸を用いて床部を分割し，拡大ネジが適切に動作するか，付属のキーを用いて確認する．

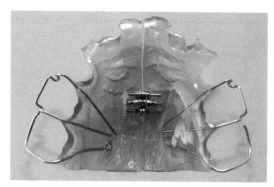

図 9-45　完成（可撤式拡大装置）

8　固定式拡大装置

1）目　的

　可撤式拡大装置と同様で，口蓋の拡大および歯列を側方に拡大することである．可撤式に比べて確実な効果を得られやすいことが特徴である．

　固定式拡大装置は，**固定式急速拡大装置**（固定式拡大ネジを応用）と**固定式緩徐拡大装置**（矯正用線の弾性を応用）に大別できる．

　拡大ネジを用いた固定式拡大装置は，口腔内でネジを回転させる必要があるためキーが付属する．拡大時にキーが気管に入ったり誤飲したりする危険があるため，キーにはストラップ状のものやリング，ガイドキーが付属されている（図9-51参照）．

（1）固定式急速拡大装置（図 9-55 参照）

　上顎に用いられ，主に顎骨または歯列弓の拡大に適用される．

　可撤式に比べて確実に拡大効果が得られ，矯正力が歯や歯根膜のみならず，顎骨にまで及ぶ．拡大ネジによる矯正力は，正中口蓋縫合部を離開させる力として作用し，歯列や顎骨の拡大が行われる．

（2）固定式緩徐拡大装置

　代表的なものにクオドヘリックス拡大装置とバイヘリックス拡大装置が挙げられる．ヘリックスとはらせんの意味である．すなわち，クオドヘリックスはコイルを4つもち，バイヘリックスは2つのコイルをもつ拡大装置である．

a.　クオドヘリックス拡大装置（図 9-46）

　主に上顎の狭窄歯列に用いられる．矯正用線の弾性による固定式緩徐拡大装置である．マルチブラケット装置と併用されることも多い．

b.　バイヘリックス拡大装置（図 9-47）

　主に下顎の狭窄歯列に用いられる．

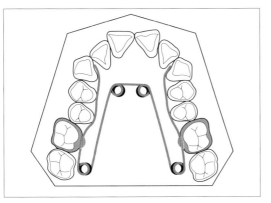

図 9-46　クオドヘリックス拡大装置

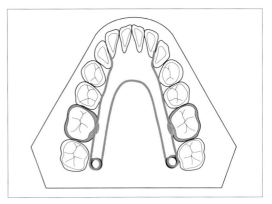

図 9-47　バイヘリックス拡大装置

2）装置の構成

（1）固定式急速拡大装置（図 9-48）

①維持バンド

②拡大ネジ

（2）固定式緩徐拡大装置

①維持バンド

②スプリング（クオドヘリックスタイプまたはバイヘリックスタイプ）

3）使用材料と器具

①固定式拡大ネジまたはスプリング

②維持バンド

③各種プライヤー

④線ろう（銀ろう）

⑤フラックス

⑥ミニトーチ

⑦研磨に必要な器具・材料

4）製作法と製作上の注意点

ここでは固定式急速拡大装置の製作法と製作上の注意点を示す（図 9-49〜59）.

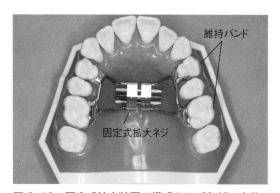

図 9-48　固定式拡大装置の構成および各部の名称

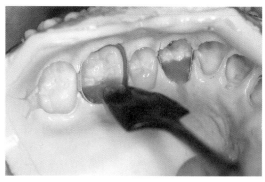

図 9-49　印象採得
歯科医師が口腔内で維持バンドを試適し，印象採得後に口腔内から維持バンドを印象面に移す．バンドのずれを防止するために，少量の接着剤を流す．また，後のろう付け操作を容易にするために，維持バンド舌側面にワックスを流す．

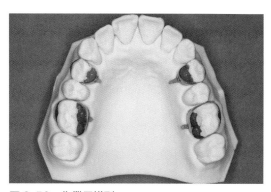

図 9-50　作業用模型
印象に石膏を注入し，作業用模型を製作する．

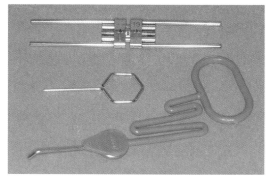

図 9-51　固定式急速拡大装置に用いられる拡大ネジ
装置が直接維持バンドにろう付けされるため，脚が 4 本ついているタイプを用いる．付属のキーは装置を拡大するためのものである．

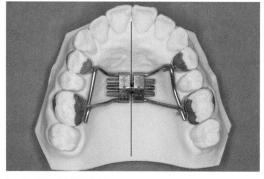

図 9-52　脚部の屈曲
作業用模型上に正中口蓋縫線を印記し，固定式拡大ネジ中央をその線上に置く．また拡大ネジと咬合平面が平行であるかを確認する（拡大ネジの矢印は回転方向を示す）．拡大ネジの矢印の方向を口蓋後縁方向にすることで，口腔内でのキーによる拡大操作が容易になる．

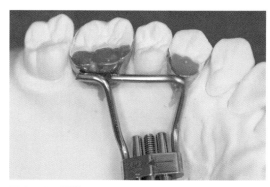

図 9-53　屈曲
脚部の屈曲は粘膜面に沿って行う．装置前方部の脚は第一小臼歯から第一大臼歯に向かい，後方部は大臼歯の維持バンドに沿わせる．

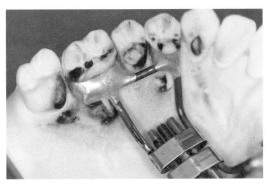

図 9-54　**ろう付け**
ろう付けの前準備としてワックスを流ろうする．その後，ろう付けを行う．拡大には大きな力を要するため，脚部のろう付けを強固に行う．装置の研磨は主にろう付け部とし，バンドの変形や目減りなどに注意する．

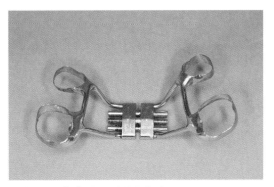

図 9-55　**完成**（固定式拡大装置）

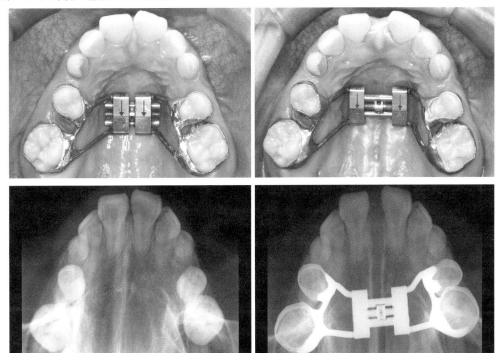

図 9-56〜59　**固定式急速拡大装置を用いた症例**
拡大後の口腔内とエックス線写真．拡大により中切歯間（正中部）に離開が生じている．

9 ヘッドギア（大臼歯を遠心に移動させる装置）

1）目　的

　　矯正装置の多くが大臼歯部を**固定源**としているため，矯正治療中において固定の強化や遠心移動が必要となることがある．これらには顎外に矯正力を必要とすることが多く，**ヘッドギア**を使用することがある．ヘッドギアは**顎外固定装置**に分類され，ヘッドキャップとフェイスボウを牽引ゴムやスプリングで連結した装置である．また，同様の目的で，ネックバンド（頸部）とフェイスボウを組み合わせることもある．

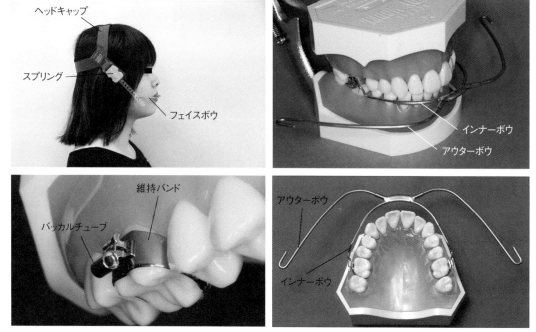

図 9-60〜63　ヘッドギアの構成および各部の名称

2) 装置の構成 (図 9-60〜63)

　　　　フェイスボウは上顎に装着され，アウターボウ（口腔外）とインナーボウ（口腔内）で構成される．

　　　①バッカルチューブ
　　　②維持バンド（バッカルチューブがろう付けされる）
　　　③ヘッドキャップ
　　　④フェイスボウ：アウターボウ（φ1.5 mm）
　　　　　　　　　　　　　　インナーボウ（φ1.2 mm）
　　　⑤牽引ゴム

10 オトガイ帽装置（チンキャップ）

　　　　下顎前突の治療に用いられる装置で，ヘッドキャップを介して固定源を頭蓋に求める（図 9-64）．

　　　　チンキャップのみをオトガイ帽という．チンキャップとヘッドキャップを牽引ゴムで連結した装置をオトガイ帽装置という．

　　　　また，スライディングプレート（p.76 参照）を併用することで，咬合干渉がなくなり，より効果的な治療が行われる．これは下顎に用い，咬合面をレジンで覆った馬蹄

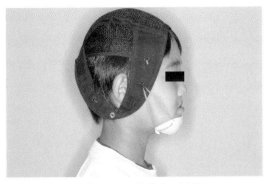

図 9-64　オトガイ帽装置装着時の側貌

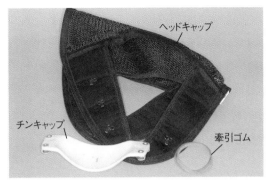

図 9-65　オトガイ帽装置の構成および各部の名称

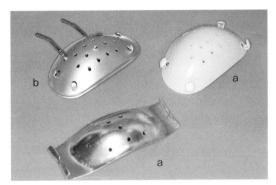

図 9-66　チンキャップの種類
a：チンキャップ，b：ホルンタイプのチンキャップ.

型のプレートである（図 9-84 参照）.

1）目　的

反対咬合の治療に対する下顎骨の成長抑制に用いられる.

2）装置の構成（図 9-65, 66）

　①チンキャップ（オトガイ帽）
　②ヘッドキャップ
　③牽引ゴム

11 上顎前方牽引装置

1）目　的

上顎骨の劣成長に伴う反対咬合に用いられる. 顎外固定装置の一種である. フェイスマスクタイプ（図 9-67, 68）とホルンタイプ（オトガイ帽装置との併用, 図 9-69）がある.

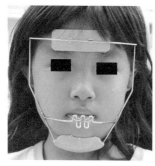
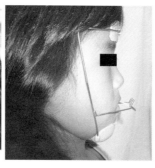

図 9-67, 68　**上顎前方牽引装置**（フェイスマスクタイプ）

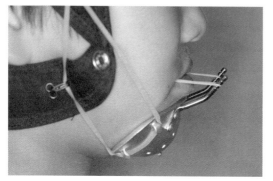

図 9-69　**上顎前方牽引装置**（ホルンタイプ）
下顎の成長を抑制し，同時に上顎を牽引することができる.

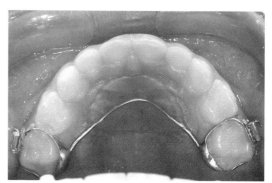

図 9-70　**ナンスのホールディングアーチ**

　フェイスマスクタイプは，固定源をオトガイ部および前頭部（額）に求めたフェイスマスクから上顎を前方に牽引し，成長発育を促す．上顎には，維持バンドの頬側にフックが付与された**ナンス（Nance）のホールディングアーチ**（図 9-70）が装着され，フックとフェイスマスクは牽引ゴムで結ばれる．

　ホルンタイプは，オトガイ部を固定源とするチンキャップに付与されたホルンとナンスのホールディングアーチが牽引ゴムで結ばれることで，上顎の前方牽引を行う．

2）装置の構成

（1）フェイスマスクタイプ

　①口腔内の装置（舌側弧線，ナンスのホールディングアーチ）

　②フェイスマスク

　③牽引ゴム

（2）ホルンタイプ

　①口腔内の装置（舌側弧線，ナンスのホールディングアーチ）

　②ヘッドキャップ

　③チンキャップ

　④牽引ゴム

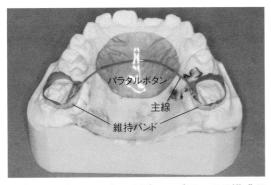
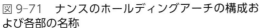
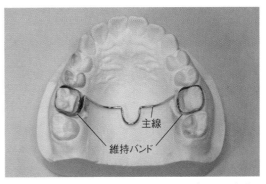

図 9-71　ナンスのホールディングアーチの構成および各部の名称

図 9-72　パラタルアーチの構成および各部の名称

3）ナンス（Nance）のホールディングアーチ

口蓋にボタン状のレジンのプレート（パラタルボタン）が置かれ，舌側歯頸部に矯正用線（主線）が接触することはない（図 9-70）．

（1）目的

パラタルボタンにより口蓋を**固定源**として利用するため，上顎のみに用いられる装置で，本装置自体に動的矯正装置としての機能はない．基本的な用途としては，**加強固定**，保隙，顎外固定装置の1つである**上顎前方牽引装置**への利用が挙げられる（図9-70）．

（2）装置の構成（図 9-71）

①主線：φ0.9 mm 矯正用線
②維持バンド
③パラタルボタン

4）パラタルアーチ（トランスパラタルアーチ）

上顎口蓋部を横切る矯正用線で左右の臼歯（上顎大臼歯）を連結した装置である．ほかの矯正装置と併用されることが多い．

（1）目的

上顎のみに用いられる固定式の矯正装置である．基本的な用途としては，加強固定などに用いられる．

（2）装置の構成（図 9-72）

①主線：φ0.9 mm 矯正用線
②維持バンド

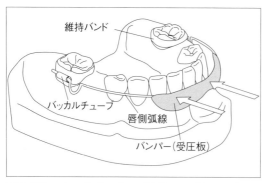

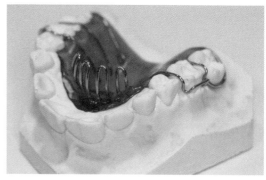

図 9-73　リップバンパーの構成および各部の名称　　図 9-74　タングクリブ

（図中ラベル：維持バンド、バッカルチューブ、唇側弧線、バンパー（受圧板））

12 リップバンパー

1）目　的

　　下顎大臼歯の近心移動の防止や遠心移動を行うための装置である．下顎に用いられ，下唇の筋の機能圧を利用した装置である（図 9-73）．

　　口唇を閉じているときの下唇の力を**バンパー**（受圧板）で受け止め，その力を第一大臼歯に伝えて遠心への移動力とする装置である．

　　下顎前歯とバンパーが接触しないように，数 mm の間隙をもたせて製作する．

2）装置の構成

　　①バッカルチューブ
　　②維持バンド（バッカルチューブがろう付けされる）
　　③唇側弧線
　　④バンパー（受圧板）：唇側弧線とバンパーが一体となった既製品が多く用いられる．

13 タングクリブ

1）目　的

　　口腔習癖除去装置の1つで，固定式と可撤式の装置がある．指吸指や舌の突出癖をフェンスにより防止し，口腔習癖や不正咬合の改善につなげる（図 9-74，詳細は『最新歯科技工士教本　小児歯科技工学　第2版』参照）．

14 マルチブラケット装置

　　主として永久歯列に用いられる装置である．多数の歯にブラケットやチューブを装

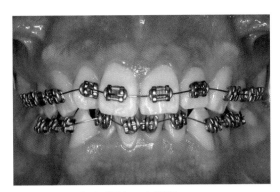

図 9-75　マルチブラケット装置

着し，矯正用線を利用して，歯の移動を三次元的に行う装置の総称である．開咬，叢生，上顎前突，下顎前突など，ほとんどの症例に適用できる（図 9-75）．

　前述の舌側弧線装置（リンガルアーチ）は，補助弾線によって歯の傾斜移動を主に行うが，マルチブラケット装置は，歯体移動が行える装置であり，歯の唇（頬）舌移動，上下的移動（圧下，挺出），捻転に加え，近遠心的な移動が行える装置である．

　ブラケットは金属製が一般的であるが，セラミックスやコンポジット材料を用いたあまり目立たないものなどもある．審美性が特に重視される場合は，舌側にブラケットを接着する歯列内側機械的矯正法（舌側矯正法）が用いられる（図 9-81，82）．

　マルチブラケット法には，さまざまなテクニック（エッジワイズ法，ベッグ法など）がある．

1) ダイレクトボンディング法（直接法）

　ダイレクトボンディング法とは，マルチブラケット装置の装着時に，歯科医師が口腔内で手指によってブラケットを歯面に直接接着することをいう．

2) インダイレクトボンディング法（間接法）

　作業用模型上の歯にブラケットの仮着を行い，そのブラケットを包み込んだコアを製作し，コアを介して口腔内にブラケットのポジショニング（位置づけ）を行う．複数のブラケットを同時にかつ正確に接着する方法である．ポジショニングのしづらい歯列内側機械的矯正法（舌側矯正法）に特に有効な方法である．

　マルチブラケット装置は，表面上のブラケットの位置がその後の歯の移動や治療の仕上がりに大きく影響を及ぼすので，歯科技工指示書に記載されたポジショニングを誤ることなく，正確に作業用模型上に再現して製作する必要がある．

(1) インダイレクトボンディング法（間接法）の特徴

　①正確なブラケットの位置の決定が行える．

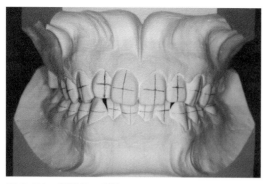

図 9-76　基準線の記入
歯科医師の指示によりブラケットの位置の決定を行う.
作業用模型に個々の歯の長軸とブラケットの上下的位置
を記入する.

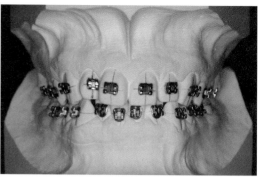

図 9-77　一次コアの製作
規準線の記入後, 所定の位置にブラケットを仮着する.
その後ブラケット表面にシリコーンで一次コアを製作す
る.

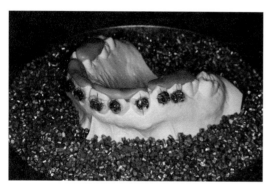

図 9-78　二次コアの製作
咬合面にオクルーザルストップ (圧接成型時にコアにか
かる圧のムラをなくし, 口腔内でコアを正確に歯列に戻
すために付与する) を付与し, 加圧成型器でプレスし,
二次コアを製作する. その後, 成形された二次コアを歯
頸部付近でカットする.

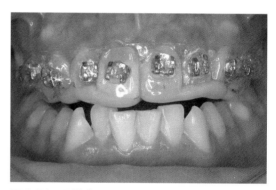

図 9-79　口腔内
コアの適合およびブラケットの位置を確認する.

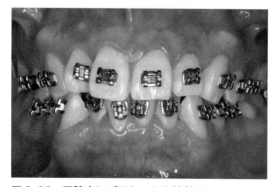

図 9-80　口腔内にブラケットを接着する

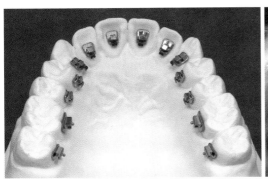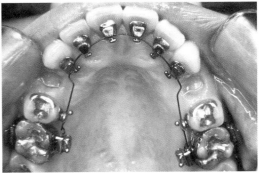

図9-81, 82　**歯列内側機械的矯正法**（舌側矯正法）

　②ボンディングに要するチェアタイムを短くできる（複数のブラケットをまとめて接着できる）．

　③ポジショニングの困難な部位に利用できる．

　技工作業が多少煩雑ではあるが，上記の理由から，臨床において間接法を用いるケースが増えており，歯科技工士が製作する機会も増えているため，間接法を十分理解する必要性がある．

（2）インダイレクトボンディング法によるコアの製作法

　ブラケットの仮着およびコアの製作法は，①術前模型のみで行う方法（図9-76〜82），②セットアップモデルと術前模型を用いる方法，の2つがある．

15 フレンケル（Fränkel）の装置（ファンクションレギュレーター）

　可撤式で，口唇と頰粘膜から歯列弓へ及ぼされる圧力を排除する装置である（図9-83）.
　Fränkel（フレンケル）は，「不正咬合は歯列の外側にある頰筋や口唇部の筋の異常な圧力によってもたらされるものであるから，それらの圧を排除すれば不正咬合は自然に治癒する」という考えのもとで，本装置を考案した．すなわち，下顎位の再配置とともに，口腔周囲筋の圧力を排除する機能的装置である．アングルⅠ級からⅢ級までの不正咬合に幅広く用いられる（FRⅠ〜Ⅳ）.

　本装置はほかの多くの機能的矯正装置と異なり，口腔周囲筋の圧力を選択的に排除するため，歯には直接接触しないようにプレートが設計されている．

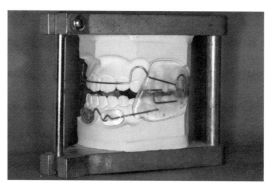

図 9-83　フレンケルの装置

16 その他の動的矯正装置

1）スライディングプレート

（1）目　的

下顎歯列の咬合面を覆うプレート状の装置である（図 9-84）.

本装置に歯を移動させる矯正力はないが，オトガイ帽装置などと併用することで，治療の効果を高めることができる.

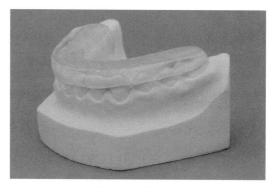

図 9-84　スライディングプレート

2）マウスピース型カスタムメイド矯正装置（アライナー）

（1）目　的

可撤式矯正装置に分類され，審美的に優れ，歯の移動，保定に使用される（図 85〜88）

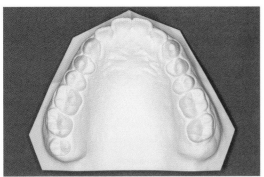

図9-85　作業用模型
印象採得により得られた作業用模型.

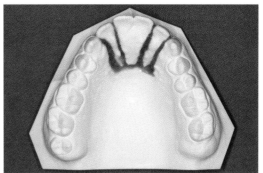

図9-86　セットアップ
作業用模型を分割し，セットアップ模型を製作する．歯軸，切縁，咬頭の位置の変化量を考慮して排列を行う（図7-24〜32参照）.

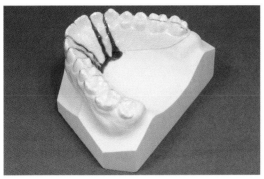

図9-87　プレート圧接
加圧成型器により熱可塑性プレートをセットアップ模型にプレスした後，金冠バサミなどを用いて，外形線に合わせてカットする.

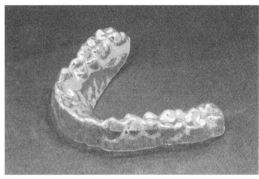

図9-88　完成
完成後，口腔内に装着し，歯の移動量に応じてシートの硬さや排列状態を変え，必要に応じて複数個製作する.

10 保定装置（静的矯正装置）

到達目標

① ホーレー（Hawley）の保定装置の目的，構成および製作法を説明できる．
② ホーレー（Hawley）の保定装置を製作できる．
③ ラップアラウンドリテーナーの目的と構成を説明できる．
④ トゥースポジショナーの目的と構成を説明できる．
⑤ スプリングリテーナーの目的，構成および製作法を説明できる．
⑥ 下顎犬歯間リテーナーの目的と構成を説明できる．

　動的矯正治療によって移動された歯や顎は，装置を撤去すると元の位置に戻ろうとする．これを「**後戻り**」という．この好ましくない現象を防止するために，移動した歯や顎を目的の位置に留め，かつ周囲組織との均衡が得られるよう，動的矯正治療後には必ず**静的矯正治療**が行われる．これを**保定**という．保定装置を用いて保定を行うことを器械保定，装置を用いない保定を自然保定という．通常，動的治療後の保定治療は，器械保定を経て自然保定へと移行する．

　動的矯正装置のなかにはそのまま保定装置として使用できるものもあるが，動的矯正治療に使われるほとんどの装置が歯を効率的に動かすことを目的としており，装着感や審美性よりもそれが優先されている．よって，患者の多くがなるべく早くこのような外見に触れる装置を外すことを希望することから，保定装置にはできるだけ目立たないものを製作することが求められている．

　また，保定途中で装置の使用をやめてしまうと，せっかく美しくなった歯列が後戻りしてしまい，長い年月をかけた治療が無駄となってしまう．患者の理解と協力を得るためには，歯科医師による十分な説明が不可欠である．

　ここでは代表的な保定装置について述べる．

1 ホーレー（Howley）の保定装置

　保定装置のなかでは比較的頻繁に用いられる装置である．混合歯列および永久歯列ともに適用でき，可撤式で上下顎いずれにも用いることができる．

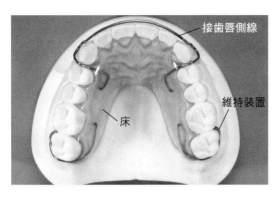

図 10-1　ホーレーの保定装置の構成および各部の名称

1）目　的

　　主に前歯部の叢生治療，唇舌側移動などの動的矯正治療後の後戻り防止のために用いる．

2）装置の構成（図 10-1）

　　①接歯唇側線：φ0.9 mm 矯正用線
　　②維持装置
　　③床

3）使用材料と器具

　　①矯正用線
　　②各種プライヤー
　　③矯正用レジン（常温重合レジン）
　　④ワックス類
　　⑤研磨に必要な器具・材料

4）製作法と製作上の注意点

　　以下，図 10-2〜24 に製作法と製作上の注意点を示す．

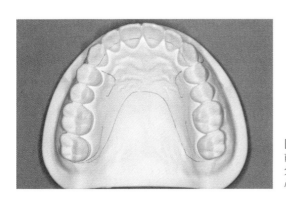

図 10-2　床外形線の記入
前歯部は舌側の基底結節を覆う．臼歯部は床の厚み分，歯冠を覆うように描く．床後縁は最後臼歯の遠心部から馬蹄型にする．

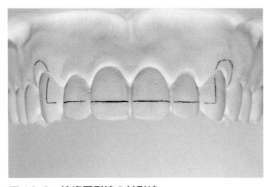

図 10-3　接歯唇側線の外形線
上顎 4 前歯または 6 前歯の切縁から歯冠長 1/2～1/3 切縁寄りを通り，犬歯の近心面から歯肉方向に向かいループを描き，犬歯の遠心から口蓋（舌側）に向かい脚部を描く．

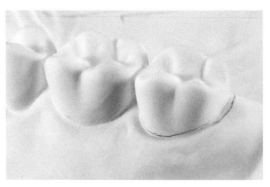

図 10-4　単純鉤の外形線
第二大臼歯歯頸部の近心頬側部から遠心に向かい，遠心面を通り口蓋部（舌側）に入り，口蓋（舌側）粘膜に沿いながら脚部を描く．

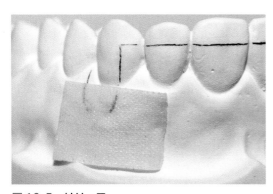

図 10-5　リリーフ
犬歯のループ部と粘膜面が直接接しないように絆創膏 1 枚分リリーフする．

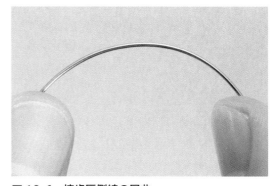

図 10-6　接歯唇側線の屈曲
φ0.9 mm 矯正用線を用い，前歯部の個々の歯にアーチを描きながら唇側面に軽く接するように手指で屈曲する．

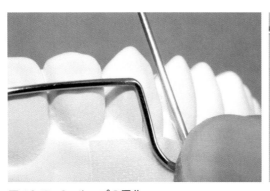

図 10-7，8　ループの屈曲
犬歯のループ部では犬歯の近心面から歯頸側に直角に曲げ，歯頸部と歯肉頬移行部の間でループを作る．

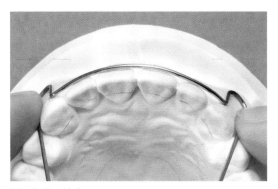

図 10-9　適合
咬合面から観察し，適合状態を確認する．

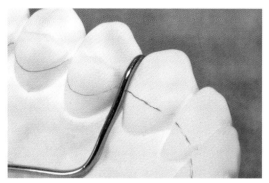

図 10-10　脚部の屈曲
犬歯の遠心部から第一小臼歯との上部鼓形空隙を通り舌側へ向かう．

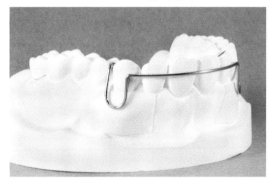

図 10-11　完成（接歯唇側線）

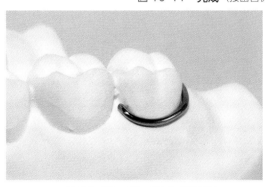

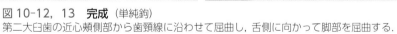

図 10-12，13　完成（単純鉤）
第二大臼歯の近心頬側部から歯頸線に沿わせて屈曲し，舌側に向かって脚部を屈曲する．

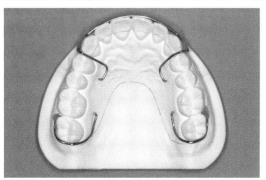

図 10-14　完成（接歯唇側線，維持装置）

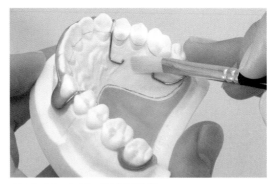

図 10-15　レジン重合前準備
作業用模型にレジン分離剤を塗布する．接歯唇側線と維持装置を作業用模型にワックスで固定する．また床縁はレジンの流出を防ぐための堤として板状のパラフィンワックスを固定し，これを床の厚み（1.5 mm）の目安とするとよい．

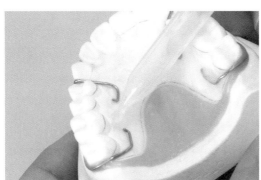
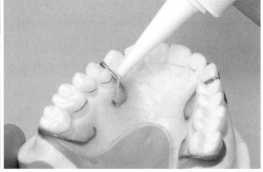

図 10-16，17　レジン築盛
レジン築盛をふりかけ法で行い，液→粉の順でクラスプなどの細部から築盛を始める．歯頸部から口蓋の最深部に向かい繰り返し築盛を行う．その際，作業用模型の最深部ではレジンが溜まりやすく床が厚くなりやすいので，作業用模型を適度に傾けながらレジンの厚みが均一になるよう築盛する．さらに大量の粉を一度にふりかけると気泡が混入しやすいため，レジン築盛は少量ずつ繰り返し行う．

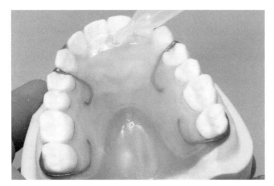
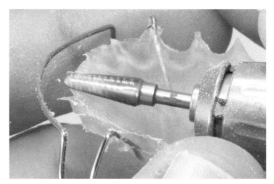

図 10-18　レジン重合
加圧重合器にて 45〜55℃の温水，0.2〜0.25 MPaの加圧下で20分以上行う．加圧重合器を用いることにより気泡の発生を低減でき，また温水中に浸漬することで，重合の促進と残留モノマーを軽減することができる．

図 10-19　床の研磨
通法に従う．形態修正時には床外形を考慮し，ポイントの当て方に注意しながら行う．

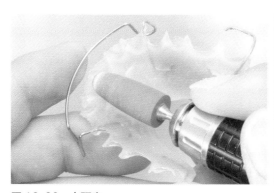

図 10-20　中研磨

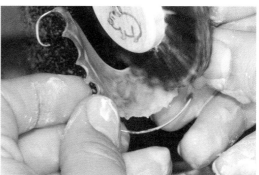

図 10-21　レーズ研磨
磨き砂を用いてレーズ研磨を行った後，仕上げ研磨を行う．

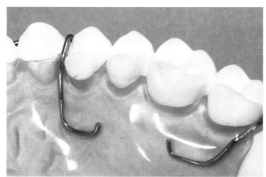

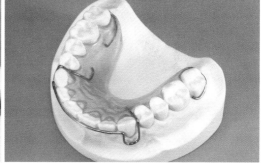

図 10-22，23　完成（ホーレーの保定装置，上顎症例）

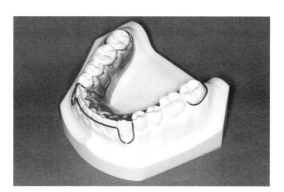

図 10-24　完成（ホーレーの保定装置，下顎症例）

2 ベッグ（Begg）タイプリテーナー（ラップアラウンドリテーナー）

可撤式で上下顎いずれにも用いることができる．サーカムファレンシャルリテーナーともよばれる．

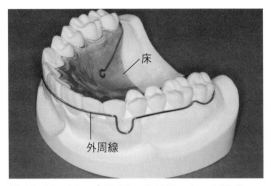

図 10-25　ラップアラウンドリテーナーの構成
上顎症例

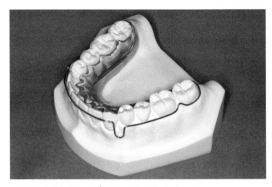

図 10-26　ラップアラウンドリテーナー
下顎症例

1) 目　的

多数歯の動的矯正治療後に用いられることが多い可撤式装置であり，主に永久歯列に用いられる．

歯列弓全体（すべての歯において，唇頰側は矯正用線，舌側は床で保持）の保定ができる．しかし，矯正用線が，歯列の唇頰側を全周取り囲む形態であるため，使用中における変形の可能性が高く，取り扱いには注意が必要である．

2) 装置の構成 (図10-25, 26)

①外周線：歯列の唇・頰側を全周取り囲む矯正用線（φ0.8～0.9 mm 矯正用線）
②床

3 トゥースポジショナー

軟性ゴムでできたマウスガードのような形状をしている．

装置の製作には，動的矯正治療後の歯列を予測した**セットアップモデル**（予測模型）を必要とする（図7-24～32 参照）．

1) 目　的

マルチブラケット装置などの動的矯正装置の撤去後に，最終的な歯列の微調整を必要とする場合に多く使われ，その後の保定治療にも利用できる．

可撤式で上下顎歯列がかみこむ形態となっている．このため，上下顎を１つの装置で同時に保定できる長所がある．装置が比較的大きいため，装着すると異物感があり，口呼吸の患者においては，呼吸がしにくいなどの欠点がある．

2) 装置の構成

上下顎歯列の唇・頰側面，舌側面を覆う．

3）使用材料と器具

①矯正用弾性材料：シリコーンゴム，軟性レジン（軟性ゴム質のレジン）など

②ワックス類

③形成器

④埋没用石膏

⑤埋没用フラスク

⑥研磨に必要な器具・材料

4）製作法と製作上の注意点

以下，図 10-27～35 に製作法と製作上の注意点を示す．

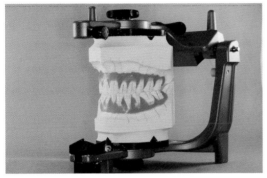

図 10-27　咬合器装着
セットアップモデル製作後（図 7-24～32 参照），咬合器への装着を行う．

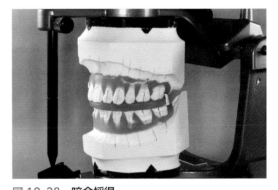

図 10-28　咬合採得
咬合器上で前歯部が 3～5 mm 離開するように咬合挙上させ，この状態の上下顎の位置関係をロール状に軟化したパラフィンワックスを用いて採得する．

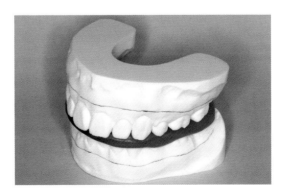

図 10-29　作業用模型
セットアップモデルを複印象して，作業用模型として用いる．作業用模型に上下顎の位置関係を採得したワックスをかませ，各歯の歯頸部から約 3 mm 程度離れた位置に外形線を記入する．舌側も同様に行う．

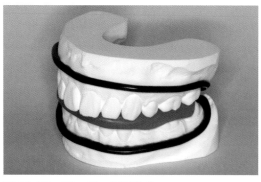
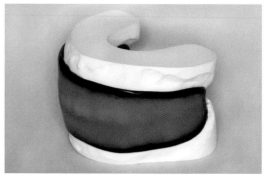

図 10-30, 31　ワックス形成
装置の外形線を記入後，ワックスアップを行う．外形線に一致したボクシングを行い，上下顎模型をワックスをかませた状態で固定する．その後，軟化したパラフィンワックスを外形線に合わせて，圧接する．また舌側のパラフィンワックスは，舌の違和感を軽減するよう凹面形態とする．

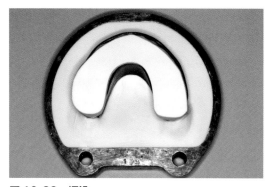
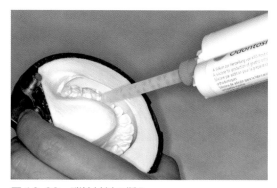

図 10-32　埋没
フラスクに作業用模型ごと石膏埋没を行う．埋没後，通法に従い流ろうを行い，アルジネート分離剤を塗布する．

図 10-33　弾性材料の塡入
インジェクターを用いて，細部から弾性材料の塡入を始める．上下顎ともに不足がないように塡入し，フラスクを閉じてクランプで固定後，加圧した状態で硬化させる．

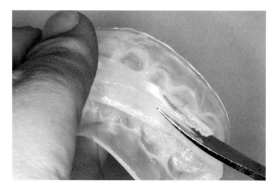
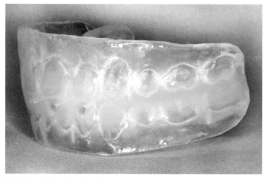

図 10-34　トリミング
硬化後，トゥースポジショナーを取り出し，余剰部分をハサミなどを用いてトリミングし，研磨を行う．

図 10-35　完成（トゥースポジショナー）
研磨終了後，前歯部に数カ所の通気孔を開け，最後にコーティング剤を均等に塗布して完成とする．

4　スプリングリテーナー

　　矯正用線の弾性を利用した保定装置で，トゥースポジショナーと同様に，製作に際してはセットアップモデルを製作する場合が多い．

1）目　的

　　下顎切歯部の保定装置（リテーナー）として用いる．下顎切歯の軽度の叢生や捻転などの治療にも利用できる．

2）装置の構成（図 10-36）

　　①帯状のレジン部：切歯部の唇舌側に設定

　　②φ0.5〜0.7 mm 矯正用線：左右犬歯間を唇舌的に取り囲む

3）製作法と製作上の注意点

　　以下，図 10-37〜46 に製作法と製作上の注意点を示す．

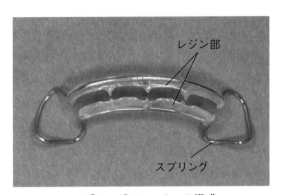

図 10-36　**スプリングリテーナーの構成**

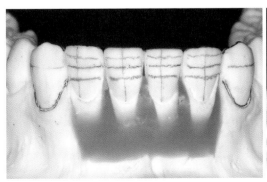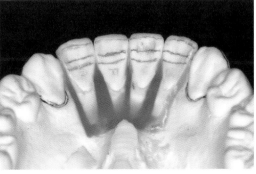

図 10-37，38　**外形線の記入**
わずかな動的矯正を行う場合は，セットアップモデルを製作後に外形線の記入を行う．レジン部の外形線は唇側面の上縁から切縁側 1/3 で対合歯と咬合干渉しない位置，下縁は歯肉に接触しない位置とする．また舌側の外形は唇側に準じる．クラスプの外形は，切歯部で唇舌側ともに歯冠長の 1/2 とし，犬歯ループ部は歯頸線に一致させる．

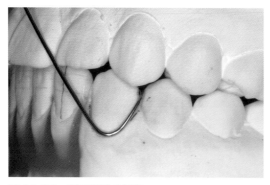

図 10-39　矯正用線の屈曲
φ0.5〜0.7 mm 矯正用線を用いる．屈曲は中切歯舌側部から行い，犬歯舌側歯頸部にループを沿わせて犬歯，小臼歯間の対合関係に注意して上部鼓形空隙を越える．その後，犬歯唇側は舌側と同じく歯頸線に沿わせたループを屈曲する．

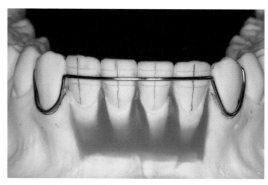

図 10-40　唇側面観
切歯部は各歯に軽く1点で接し，滑らかな曲線を描くように屈曲を行う．舌側も同様に屈曲し，矯正用線の始点と終点を約10 mm 程度重ねて屈曲を終了する．

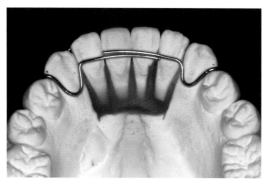

図 10-41　舌側面観
舌側で重ねた矯正用線は舌側でオーバーラップさせる．

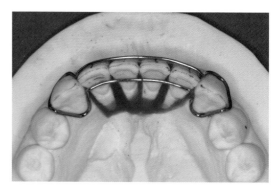

図 10-42　矯正用線（スプリング）完成

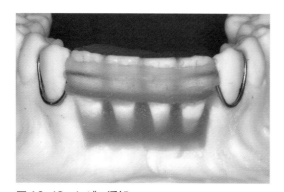

図 10-43　レジン添加
矯正用線の完成後，常温重合レジンを用いて唇舌側のレジン形成を行う．レジン添加後はすみやかに加圧重合器に入れて重合し，気泡の混入を低減させる．

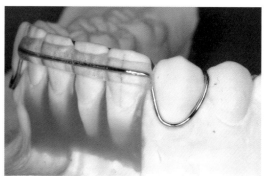

図 10-44　研磨・完成（スプリングリテーナー）
研磨後，セットアップモデルに戻してレジンの形態および上顎前歯舌側部への干渉，矯正用線の変形や浮き上がりなどを作業用模型上で確認する．

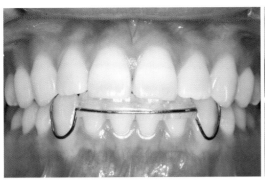 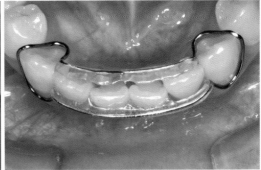

図 10-45, 46　口腔内に装着した状態（スプリングリテーナー）
セットアップを行った部位にレジンの浮き上がりが観察され，矯正力が発揮されることが確認できる.

5 下顎犬歯間リテーナー

1) 目　的

下顎の犬歯から犬歯にわたる前歯を固定し，保定する（図 10-47, 48）.
矯正用線を屈曲して製作するが，既製品もある.

2) 装置の構成

固定式の保定装置で，下顎の犬歯から犬歯の舌側にわたるアーチ状の矯正用線である.

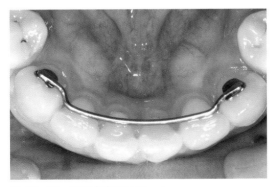 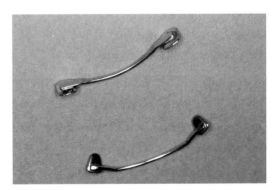

図 10-47　下顎犬歯間リテーナー
口腔内に接着固定した.

図 10-48　各種の下顎犬歯間リテーナー

6 その他の静的矯正装置

1）フレキシブルスパイラルワイヤーリテーナー（FSW リテーナー）

（1）目　的

　下顎犬歯間リテーナーと同様に下顎の犬歯から犬歯を固定する．主に下顎に用いられ，舌側に装着される固定式装置である（図10-49～51）．

（2）装置の構成

　数本の細いワイヤーを束ねたツイストワイヤーをアーチ状に成形したものである．

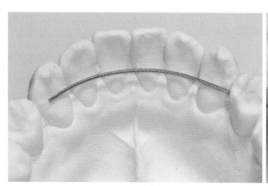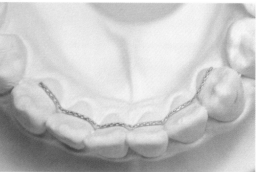

図10-49, 50　フレキシブルスパイラルワイヤーリテーナー

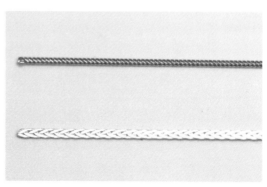

図10-51　ツイストワイヤー

参考文献

1) Angle, E. H.：Treatment of Malocclusion of the Teeth. Angle's system. 7th ed., S. S. White, Co., Philadelphia, 1907.

2) Storey, E., Smith, R.：Force in orthodontia and its relation to tooth movement. aust. J. Dent., 56：11〜18, 1952.

3) 矢野由人ほか：常温重合レジンの新しい成形法（スプレッド法）. 歯界展望, 47（5）：739〜744, 1976.

4) 榎　恵ほか：歯科矯正学 第2版. 医歯薬出版, 東京, 1983.

5) 桑原洋助ほか：歯科矯正. 医歯薬出版, 東京, 1984.

6) Graber, T. M. Neumann, B.（中後忠男ほか訳）：グレーバー＆ノイマン可撤式矯正装置の臨床. 医歯薬出版, 東京, 1984.

7) 木下善之助ほか：歯科矯正学. クインテッセンス出版, 東京, 1985.

8) 坂井正彦：咬合誘導の実際. 日本歯科出版, 東京, 1985.

9) 飯塚哲夫ほか：歯科技工士教本・矯正歯科技工学. 医歯薬出版, 東京, 1995.

10) 福原達郎ほか：歯科矯正学. 医歯薬出版, 東京, 1995.

11) 横井欣弘：最近多用される矯正装置とその製作法―矯正装置に求められる要件―. 歯科技工, 26（6）：679〜683, 1998.

12) 日本歯科大学附属歯科専門学校歯科技工士科：歯科矯正学実習書. 日本歯科大学附属歯科専門学校, 東京, 2001.

13) 川本達雄ほか：歯科矯正学 第4版. 医歯薬出版, 東京, 2002.

14) 尾﨑順男ほか：矯正歯科の基礎と矯正装置の製作法（第1〜14回）. QDT, 27（7）〜28（8）：2002〜2003.

15) Proffit, W. R.（高田健治訳）：プロフィトの現代歯科矯正学. クインテッセンス出版, 東京, 2004.

16) 後藤滋巳ほか編：チェアサイド・ラボサイドの矯正装置ビジュアルガイド. 医歯薬出版, 東京, 2004.

17) Brian, D. Willison.（北總征男ほか訳）：矯正装置の製作ガイド―基礎知識と技工―. 東京臨床出版, 東京, 2005.

索 引

【著者略歴】

後藤 尚昭
1980 年　日本歯科大学歯学部卒業
1993 年　日本歯科大学附属歯科専門学校歯科技工士科併任講師
　　　　　日本歯科大学附属歯科専門学校歯科技工士専攻科併任講師
2003 年　日本歯科大学歯学部（現 生命歯学部）助教授（現 准教授）
2009 年（〜2021年）　日本歯科大学附属病院矯正歯科准教授

宇都宮 宏充
1992 年　日本歯科大学附属歯科専門学校歯科技工士科卒業
1994 年　日本歯科大学附属歯科専門学校歯科技工士専攻科卒業
1994 年　日本歯科大学附属歯科専門学校歯科技工士科助手
2007 年　日本歯科大学東京短期大学歯科技工学科助教
2010 年　放送大学教養学部卒業

横山 和良
1993 年　日本歯科大学附属歯科専門学校歯科技工士科卒業
1995 年　日本歯科大学附属歯科専門学校歯科技工士専攻科卒業
1995 年　日本歯科大学附属歯科専門学校歯科技工士科助手
2007 年　日本歯科大学東京短期大学歯科技工学科助教
2023 年　逝去

最新歯科技工士教本
矯正歯科技工学　第2版　　　　　　　ISBN978-4-263-43176-4

2017 年 2 月 10 日　第 1 版第 1 刷発行
2023 年 1 月 20 日　第 1 版第 7 刷発行
2024 年 2 月 20 日　第 2 版第 1 刷発行

　　　　　　　　　　　編　集　全国歯科技工士
　　　　　　　　　　　　　　　教 育 協 議 会
　　　　　　　　　　　著　者　後 藤 尚 昭
　　　　　　　　　　　　　　　宇 都 宮 宏 充
　　　　　　　　　　　　　　　横 山 和 良
　　　　　　　　　　　発行者　白 石 泰 夫
　　　　　発行所　医歯薬出版株式会社

〒 113-8612 東京都文京区本駒込 1-7-10
TEL.（03）5395-7638（編集）・7630（販売）
FAX.（03）5395-7639（編集）・7633（販売）
https://www.ishiyaku.co.jp/
郵便振替番号　00190-5-13816

乱丁，落丁の際はお取り替えいたします　　　　印刷・三報社印刷／製本・明光社
© Ishiyaku Publishers, Inc., 2017, 2024. Printed in Japan